Medidas Intrahospitalarias & de Bioseguridad en Hospitales

Salud y estilo de vida, Volume 1

Chiurillo Elías et al.

Published by KDP Editorial Design, 2022.

While every precaution has been taken in the preparation of this book, the publisher assumes no responsibility for errors or omissions, or for damages resulting from the use of the information contained herein.

MEDIDAS INTRAHOSPITALARIAS & DE BIOSEGURIDAD EN HOSPITALES

First edition. September 18, 2022.

ISBN: 979-8215964736

Written by Chiurillo Elías et al..

MEDIDAS INTRAHOSPITALARIAS DE BIOSEGURIDAD APLICADAS POR EL
PERSONAL DE SALUD EN LA EMERGENCIA DE ADULTO
DEL HOSPITAL "DR. JOSÉ MARÍA CARABAÑO TOSTA"

. . . . .

AUTORES:

Chiurillo, Elías

Reyes, Aura

Rodríguez, Iris

Tutor: Rodríguez José

San Juan de los Morros Guárico Venezuela septiembre 2021.

MANEJO DE MEDIDAS INTRAHOSPITALARIAS DE BIOSEGURIDAD POR LOS
PROFESIONALES DE SALUD EN AREA EMERGENCIA DE ADULTO DEL HOSPITAL DR. JOSÉ MARÍA CARABAÑO TOSTA

. . . .

AUTORES

Chiurillo, Elías

Reyes, Aura

Rodríguez, Iris

Tutor: Rodríguez José

. . . . .

SAN JUAN DE LOS MORROS Guárico Venezuela septiembre 2021.

. . . . .

2

UNIVERSIDAD NACIONAL EXPERIMENTAL DE LOS
LLANOS CENTRALES
ROMULO GALLEGOS AREA DE CIENCIA DE LA SALUD
PROGRAMA DE MEDICINA
DR. "JOSE FRANCISCO TORREALBA"

DEDICATORIAS:

Principalmente **a Dios**, por ser el inspirador y darme fuerza para continuar en este proceso de obtener uno de los anhelos más deseados, por ser mi guía y estar presente en el caminar de mi vida, bendiciéndome y dándome fuerzas para continuar con mis metas trazadas sin desfallecer

A mis padres Zenayda Sucre y Aquiles Rodríguez, porque creyeron en mí y porque me sacaron adelante, dándome ejemplos dignos de superación y entrega, porque en gran parte gracias a ustedes hoy puedo ver alcanzada mi meta, ya que siempre estuvieron impulsándome en los momentos más difíciles de mi carrera, y porque el orgullo que sienten por mí fue lo que me hizo ir hasta el final. Va por ustedes, por lo que valen, porque admiro su fortaleza y por lo que han hecho de mí. El mejor ejemplo a seguir

A mi hija Alehina Gutiérrez "mi existir" haciendo de éste el proyecto más hermoso a realizar. Mi pequeña debo reconocer tu fuerza para abrirte paso a la vida y aún dentro de mi acompañarme día a día al salón de clases; gracias mi niña, por regalarme parte del tiempo que te pertenecía para asistir cada día a las labores de esta carrera, por todas esas noches cada 6 días q dormías sin mi gracias por entenderme, por regalarme tus caricias, tus sonrisas llenas de inocencia y sobre todo por enseñarme día a día lo grandiosas que son las pequeñas cosas.

A mis hermanos Yelitza, Juan Carlos, Diana, Egleddys, Yuraima y Roxani, este nuevo logro también va dedicado a ustedes, por estar conmigo en todo momento, especialmente cuando he contado con su mejor apoyo desde que ni siquiera tengo memoria. He logrado concluir con éxito un proyecto que en un principio podría parecer tarea interminable por eso dedico mi tesis a ustedes personas de bien, que ofrecen amor, bienestar y los finos deleites de la vida.

A toda mi familia Tíos, Primos, Sobrinos y Cuñados por confiar en mí en todo momento, con sus consejos de seguir adelante a pesar de los malos momentos, dando lo mínimo para ayudar que esta meta sea realidad gracias a todos por su ayuda incondicional

A DIOS TODOPODEROS: Padre, Hijo y Espíritu Santo (Creador, Salvador y Guía de mi vida). Por Su Fidelidad y revelación de Su Promesa: "No temas, porque yo estoy contigo; no desmayes, porque yo soy tu Dios que te esfuerzo; siempre te ayudaré, siempre te sustentaré con la diestra de mi justicia" (Isaías 41:10) .

A mis Padres, en especial a mi madre: ELSA MEDINA por acompañarme en esta lucha desde el principio hasta el final, siempre confiando, orgullosa y dichosa de ver el cumplimiento de esta meta que desde el primer momento se planteó dificultosa.

A mi hermano DANIEL CHIURILLO por tomar el puesto de primogénito, sin ser su obligación, luchar, involucrarse y sentirse feliz en cada triunfo obtenido a lo largo de esta gran carrera.

Este triunfo se lo dedico a cada persona, familiar y amigos quienes en todo momento han podido ver los difícil y esforzado de llegar hasta este punto, pero siempre confiaron y creyeron que se podría lograr.

Se la dedico a todo aquel se sienta felicidad y satisfacción al ver lo mucho que costo llegar y que se sienta identificado de corazón por este logro. Que sirva de ejemplo a cada persona: familia y amigo.

Solo DIOS fue capaz de hacer que todo esto fuese posible porque Su Palabra "dice en lo poco has sido fiel en lo mucho te pondré" y que cada batalla podría ser superada;

"Las batallas más fuertes son las de los mejores guerreros"

Principalmente a mi amada madre Delia María Espino por darme la vida, inculcarme valores y por su esfuerzo en ser un buen ejemplo para sus hijas. Me enseño no solo a crecer como profesional sino también en lo personal. Es un ejemplo de tenacidad, empatía, humildad y filantropía.

A mi esposo Juan Antonio Orellana, que, con su amor e incondicionalidad, ha formado parte en todo este ardo camino, enseñándome el valor del trabajo, responsabilidad, constancia y esmero, siempre con su paciencia, nobleza y altruismo que lo caracteriza ayudándome a lograr esta meta.

A mi padre José Mauricio Meriño, por no desampararme jamás, enseñarme valores, defenderme ante cualquier situación y ser un ejemplo de sacrificio, esfuerzo, humildad y amor puro hacia sus hijos.

A mi hermana Samantha Juliette Meriño, que se ha convertido no solo en mi bastón sino en mi impulso en seguir adelante. Siempre aconsejándola para que sea una mujer de bien y tratando de ser mi mejor esfuerzo por ser un ejemplo para ella.

A los Ángeles que me cuidan desde el cielo, mi abuela Carmen Aracelis Sánchez y a mi tío Rómulo Espino. Lamento no estén presente en cuerpo, pero tengo la certeza que están felices y orgullosos estén donde estén.

UNIVERSIDAD NACIONAL EXPERIMENTAL DE LOS LLANOS CENTRALES ROMULO GALLEGOS AREA DE CIENCIA DE LA SALUD
PROGRAMA DE MEDICINA
DR. "JOSE FRANCISCO TORREALBA"

AGRADECIMIENTOS:

A **Dios todo poderoso**, por haberme permitido llegar a este punto de mi vida y haberme dado salud para lograr mis objetivos, además de su infinita bondad y amor y por estar conmigo en cada paso que doy, por fortalecer mi corazón e iluminar mi mente todo te lo agradezco a ti, sin ti nada de esto fuese sido realidad.

A mis padres Zenayda Sucre y Aquiles Rodríguez, por ser mi pilar fundamental en todo momento de mi vida, por su apoyo incondicional, por sus palabras de aliento, sus consejos, su amor, por haberme formado como una mujer de bien y por creer en mí.

A mi hija Alehina Gutiérrez, tu mi niña mi gran orgullo y motivación, libras mi mente de todas las adversidades que se presentan, y me impulsas a cada día superarme en la carrera de ofrecerte siempre lo mejor, gracias por aguantar esas largas noches de estudio a mi lado. No es fácil, lo sé, pero tal vez si no te tuviera, no habría logrado tantas cosas, tal vez mi vida sería un desastre sin ti te amo hija de mi vida.

A mis hermanos Yelitza, Juan Carlos, Diana, Egleddys, Yuraima, y Roxani por siempre apoyarme moral y económicamente para que este sueño sea realidad y aunque en estos momentos no estemos todos unidos de cuerpo, pero de alma y corazón por siempre estaremos unidos, los amo hermanos son una de mis mayores bendiciones y ejemplos a seguir.

A mi familia por su apoyo incondicional mis sobrinos por su tierno amor y enseñarme lo dulce que es la vida.

A mi casa de estudio la Universidad Nacional Experimental Rómulo Gallegos por haberme aceptado ser parte de ella y abrirme sus puertas para iniciar esta bella carrera que hoy se convierte en un sueño hecho realidad.

Al Hospital Ivss José María Carabaño Tosta, por enseñarme los momentos más hermosos de esta carrera.

A mis tutores de tesis Dr. Harold Vásquez y Dr. José Rodríguez, por destinar una buena parte de su tiempo, impulso, paciencia y empeño personal en dirigir la presente tesis, por su confianza cada día y en el momento adecuado por esparcir sus conocimientos hacia mí.

A mis compañeros de tesis y futuros colegas Aura Reyes y Elías Chiurillo, por todo el esfuerzo, voluntad, esmero, ganas y perseverancia en alcanzar este logro significativo, a pesar de los sacrificios e inconvenientes que suelen presentarse.

A mis compañeros de estudio Geraldine Rodríguez, Auri Rojas, por estar día a día en este camino universitario ya que gracias a su compañerismo, amistad y apoyo moral han aportado en un alto porcentaje a mis ganas de seguir adelante en esta carrera.

ADIOS TODOPODEROS: Padre, Hijo y Espíritu Santo (Creador, Salvador y Guía de mi vida). Siempre Fiel a Su Palabra y estar presente guiando mis pasados.

A mis Padres en especial a mi madre ELSA MEDINA por enseñarme que este mundo es de valientes y mostrarme como serlo para enfrentar cada obstáculo impuesto en esta gran carrera llamada vida. Por ayudarme y ser incondicional en cada momento que lo necesité.

A mi hermano DANIEL CHIURILLO quien me ha mostrado que la palabra hermano es más valiosa que una vida de lujos, por contar con él en todo momento y sentirse tan comprometido a lograr una meta autoimpuesta, por sus sacrificios sin interés, solo para ver el final de un gran principio

A mis Familiares y Amigos quienes siempre estuvieron dando ánimo y confiando en mí, por todo el apoyo y dedicación brindada en estos años de carrera, sintiéndose feliz de mis logros y sufriendo mis caídas

A mi casa de estudio UNIVERSIDAD NACIONAL EXPERIMENTAL

ROMULO GALLEGOS, la cual abrió sus puertas desde el primer momento, a un chico, el cual su único anhelo estaba en ser médico, por todo lo implementado en sus programas para egresar un grupo de jóvenes que hoy llegamos a este momento.

A mis compañeras de tesis AURA REYES e IRIS RODRIGUEZ, quienes juntos soñamos y realizamos este trabajo de grado, por toda la dedicación y tiempo que pusieron para lograr en conjunto este gran final: **¡GRACIAS COLEGAS!**

Mención especial a MAYLING CARAPAICA, quien demostró ser una persona incondicional, fuese el motivo que fuese, por sus consejos, enseñanzas, soportar y sobre todo apoyar cualquier circunstancia durante estos últimos años de carrera.

A los tutores de tesis Dr. Harold Vásquez y Dr. José Rodríguez, por su guía en este gran proyecto, sin ningún interés, por ser parte fundamental en nuestra formación para la obtención del título de MÉDICO CIRUJANO.

Al IVSS **JOSE MARIA CARABAÑO TOSTA** el cual brindó sus instalaciones como apoyo de nuestra formación en estos últimos años, con el único interés de formar personas productivas y personal de relevo para la nueva VENEZUELA

Por último, pero no menos importantes: DOCTOR JUAN URIBE, DOCTOR BALTAZAR APONTE, DOCTOR BENITO MAIELLANO, quienes aportaron y dedicaron tiempo de su trabajo y vida para la formación desinteresada para compartir sus conocimientos que nos ayudaran en nuestra formación profesional

A Dios todo poderoso, por su bendición y darme la fuerza, fortaleza y sabiduría para cumplir tan anhelada meta. Muchas gracias por guiarme en este arduo camino y no desampararme jamás.

A mis padres Delia María Espino y José Mauricio Meriño, por sus sacrificios para brindarme una educación de calidad, por inculcarme el valor del estudio sin olvidar la humildad y magnanimidad que los caracteriza, por sus consejos y palabras de aliento para no decaer. Muchas gracias por su amor incondicional, apoyo y motivación.

A mi esposo Juan Antonio Orellana, por su esfuerzo y dedicación a lo largo de toda mi carrera, siempre al pendiente de cada paso y apoyándome con la mejor actitud. Infinitas gracias por enseñarme el valor de la familia y el amor verdadero.

A mi hermana Samantha Juliette Meriño, por ser gran parte de mi motivación. Gracias por su apoyo y palabras de aliento envueltas en inocencia, demostrando su orgullo y alardeando mi desarrollo académico y profesional.

A la universidad por darme la oportunidad de formar parte de tan prestigiosa casa de estudio, por permitir cumplir mi sueño de ser médico cirujano. Gracias por ser mi hogar, en el cual conocí grandes personas que actualmente más que amigos, son Hermanos.

Al jurado evaluador, Dr. José Rodríguez, Dr. Harold Vázquez y Dr. Otto Rodríguez por su apoyo y colaboración, siempre con la humillad y ética que los caracteriza. Bendiciones

A mi grupo de trabajo de grado, Iris Rodríguez y Elías Chiurillo por no solo ser compañeros sino amigos incondicionales, gracias por compartir sus conocimientos, virtudes y emociones para lograr la realización de estas investigaciones. Bendiciones para ustedes, les deseo el mayor de los éxitos en su desempeño como médico.

Tabla de Contenidos:

R odríguez Iris
    Chiurillo Elías
Aura Reyes
Rodríguez Iris
Chiurillo Elías

A mi casa de estudio UNIVERSIDAD NACIONAL EXPERIMENTAL

Aura Reyes
Tabla de Contenidos:

CAPITULO III

CAPÍTULO IV

4.1. ANÁLISIS DE LA INVESTIGACION DISCUSIÓN DE LOS RESULTADOS

TABLA NO 3. Aplicación de las Medidas de Bioseguridad en el área de

Total. 50 100%

GRAFICO No 1 MEDIDAS DE BIOSEGURIDAD

ANÁLISIS DE LOS RESULTADOS:

Alternativa Frecuencia Porcentajes

Total. 50 100%

GRAFICO NO. 2 NIVEL DE CONOCIMIENTO

ANÁLISIS DE LOS RESULTADOS

Total. 50 100%

ANÁLISIS DE LOS RESULTADOS:

ANÁLISIS DE LOS RESULTADOS

GRÁFICO 5 Aplicación de Barreras de Protección y Manejo adecuado de Residuos

ANÁLISIS DE LOS RESULTADOS:

DISCUSIÓN:

CAPÍTULO V

<u>CONCLUSIONES Y RECOMENDACIONES:</u>

<u>Referencias Bibliográficas</u>

<u>Hospital IVSS "José A. Vargas", la Ovallera Palo Negro</u>

<u>ANEXOS</u>

<u>Anexo A: Instrucciones:</u>

<u>Anexo B: Instrumentos INSTRUMENTO DE APLICACIÓN DE LAS MEDIDAS DE BIOSEGURIDADE</u>

<u>Cuestionario:</u>

**UNIVERSIDAD NACIONAL EXPERIMENTAL DE LOS LLANOS CENTRALES
"ROMULO GALLEGOS"
AREA DE CIENCIAS DE LA SALUD PROGRAMA DE MEDICINA
"DR. JOSÉ FRANCISCO TORREALBA"**

MANEJO DE MEDIDAS INTRAHOSPITALARIAS DE BIOSEGURIDAD POR LOS PROFESIONALES DE SALUD EN AREA EMERGENCIA DE ADULTOS DEL

HOSPITAL DR. JOSÉ MARÍA CARABAÑO TOSTA

Autores:
Chiurillo, Elías
Reyes, Aura
Rodríguez, Iris.

· · · ·

Tutor: Rodríguez José Vidal

RESÚMEN:

El objetivo general de la presente investigación es Evaluar las Medidas de Bioseguridad que maneja el profesional de salud en el área de emergencia de adultos del Hospital "Dr. José María Carabaño Tosta", la investigación es de tipo descriptivo, la población fue de cien (100) profesionales de salud que laboran en el área de emergencia de adultos del Hospital "Dr José María Carabaño Tosta". Para recolectar la información en este trabajo de investigación se utilizó como técnicas de recolección de datos la encuesta y la observación directa.

Los resultados para esta investigación arrojaron lo siguiente: con respecto a la aplicación de las medidas de bioseguridad se observó que el 64% aplican las medidas, y el 36 no aplican, evidencia que lo aplican de manera regular. Con respecto al Nivel de Conocimiento sobre las medidas del nivel de conocimiento sobre bioseguridad del personal de salud es, en la mayoría de los casos de medio (56 %), bajo (12 %), y alto un 32%, lo que es alarmante, ya que la población comprendida en el estudio labora en el área de emergencia del Hospital IVSS "Dr. José María Carabaño Tosta".

En lo que se refiere a los Factores de Riesgos a los cuales están expuestos los Profesionales de Salud en área de Emergencia de Adulto del Hospital Dr. "José María Carabaño Tosta son en un 76% (38) están presentes y 24% (12) están ausentes.

Descriptores: Medidas de Bioseguridad, Personal de Salud, Nivel de Conocimientos.

INTRODUCCIÓN

En el medio hospitalario, el profesional de salud de distintas ramas médicas frecuentemente está expuesto a riesgos los cuales son diversos, entre ellos se encuentra los riesgos biológicos que pueden ser causa de enfermedades graves. Por consiguiente el profesional de salud puede sufrir accidentes relacionados con riesgos biológicos, ya sea por exposición parenteral, percutánea, por contacto de membranas, mucosas, contacto de fluidos corporales con piel no intacta, por disposición inadecuada de desechos y por inobservancia de las medidas estándares de bioseguridad necesarias para llevar acabo los procedimientos, es decir, la aplicación de medidas de bioseguridad a través de los cuales se puede lograr la disminución de riesgos, accidentes y por efecto las consecuencias para nuestra salud.

Es importante destacar, que los procedimientos de bioseguridad que se desarrollan en el sector de Salud están enfocados a optimizar la atención del paciente, sin embargo, no se debe olvidar que el personal de salud es el elemento más valioso de una institución, estando mayormente expuesto a los riesgos biológicos ya que son quienes se involucran directamente con todas las fuentes perjudiciales o con todas las condiciones dadas para deteriorar la salud del personal de salud, por lo que debe brindársele un ambiente seguro, que lo resguarde de posibles lesiones y que además sea confortable, una de las maneras de resguardar al profesional de salud es educar y tomar las medidas para la prevención y manejo de elementos patógenos, químicos y tóxicos y llevar a cabo un programa de inmunizaciones y de aplicar de manera eficiente las medidas de bioseguridad, el cual debe mantenerse como una práctica rutinaria en las unidades médicas y ser cumplidas por todo el personal que labora en esos centros hospitalarios. Independientemente del riesgo según su actividad y de las diferentes áreas que componen el hospital porque cuando existe deficiencia en la aplicación de medidas de bioseguridad se presentan riesgos tanto para pacientes, como para el personal que labora en cualquier área hospitalaria.

La Organización Panamericana de la Salud (O.P.S.) (1997) define la bioseguridad como el "...conjunto de medidas destinadas a proteger la salud y seguridad del personal que labora frente a riesgos provenientes de agentes biológicos, físicos y químicos", (p.1). En relación a lo anterior son un conjunto de normas y procedimientos que garantizan el control de los factores de riesgo, la prevención de impactos nocivos y el respeto de los límites permisibles, sin atentar contra la salud de las personas que laboran y/o manipulan elementos biológicos, técnicas bioquímicas, experimentaciones genéticas y sus procesos conexos e igualmente garantizan que el producto de estas investigaciones y/o procesos no atenten contra la salud y el bienestar del consumidor final ni contra el ambiente.

Las Instituciones del sector salud, por tanto, requieren del establecimiento y cumplimiento de un programa de Bioseguridad, como parte fundamental de su organización y política de funcionamiento. El cual debe involucrar objetivos y normas definidos que logren un ambiente de trabajo ordenado, seguro y que conduzca simultáneamente a mejorar la calidad, reducir los sobrecostos y alcanzar los óptimos niveles de funcionalidad confiable en estas áreas.

Por lo ante expuesto, es que el objetivo de este trabajo es "Evaluar las medidas de bioseguridad que aplica el personal de salud en el área de emergencia del Hospital Dr. José María Carabaño Tosta,", cuya muestra fueron cincuenta (50) personas que forman parte del personal que laboran específicamente en el área de emergencia de adultos. Esta investigación es de campo, porque los datos fueron obtenidos de forma directa y el tipo de estudio fue descriptivo, pues permite identificar si se están aplicando las medidas de bioseguridad. En el presente trabajo se realizó una investigación sobre la aplicación de medidas de bioseguridad por el personal de salud presente en el área emergencia durante el tiempo que el paciente permanece en dicha área.

Es importante destacar, que lo que se busca con este trabajo de grado es obtener resultados positivos, que sean de gran provecho para futuras investigaciones ya que con ellos se pueden mejorar el nivel y frecuencia de aplicación de medidas de bioseguridad en el área de emergencia en general. Si se colocan en práctica se obtendrá una mayor seguridad laboral para el personal de salud, que es el encargado del manejo de seguridad los cuales son susceptible a las enfermedades que pueden ser prevenidas. Es por ello, que es importante cuidar tanto al personal de salud como al paciente ya que de esa manera la calidad del servicio será óptima.

Este trabajo está conformado por cinco (5) capítulos y está estructurado así:

Capítulo I, Planteamiento del Problema, es la descripción de manera amplia de la situación objeto de estudio, ubicándola en un contexto que permita comprender su origen y relaciones. Durante la redacción, es conveniente que los juicios emitidos sean avalados con datos o cifras provenientes de estudios anteriores y está conformado por: Objetivos de la Investigación, Formulación de la Interrogantes, y Justificación de la investigación, alcance y limitaciones del estudio.

Capitulo II, Marco Teórico, componentes que van a permitir entender las bases de la investigación, entre estos está el marco teórico en el cual se abordan los antecedentes de la investigación además de las bases teóricas que brindan conocimiento sobre tema; también consta de la operacionalización de las variables las cuales fueron subdivididas según sus dimensiones y variables trabajando en función a los objetivos planteados

Capítulo III, Marco Metodológico, aquí se explicará los mecanismos utilizados para el análisis de nuestra problemática de investigación. Por lo general, se trata del tercer capítulo de la tesis y es el resultado de la aplicación, sistemática y lógica, de los conceptos y fundamentos expuestos en el marco teórico. Este capítulo está conformado por el tipo de Investigación, Población objeto de estudio, Muestra, Técnica e Instrumentos de recolección de datos requerido para el desarrollo de la misma, igualmente, la validez, confiabilidad, como también, tabulación de los datos.

Capítulo IV, Análisis de los Resultados, una vez aplicado los instrumentos de recolección de la información, se procedió a realizar el tratamiento correspondiente para el análisis de los mismos, por cuanto la información que arrojará será la indique las conclusiones a las cuales llega la investigación, con sus estadísticas tabuladas con cada uno de los resultados obtenidos.

Capítulo V, Conclusiones y Recomendaciones del estudio, en este capítulo, se mostrarán las conclusiones finales del proyecto, retomando los factores que se analizaron para emprenderlo. De la misma manera, se retomarán las conclusiones de cada capítulo con el fin de dar un mejor entendimiento y así mostrar la viabilidad y confiabilidad de la investigación.

1.1. Planteamiento del problema

La problemática de salud se basa en el cumplimiento de medidas de bioseguridad en la atención durante la estancia hospitalaria, ya que por ciertas ocasiones se evidencia que el personal de salud está expuesto a accidentes laborales, que pueden poner en peligro la integridad del paciente como al mismo personal. Puede ser que el personal médico desconozca que la institución cuente con manuales de bioseguridad, aplicables a precautelar la salud de los profesionales médicos. El profesional de salud no aplica el 100% de las medidas de bioseguridad, ya que muchos de ellos, no tienen el debido conocimiento científico para minimizar los riesgos de contacto con fluidos corporales contaminados del paciente.

Es por ello, que la Organización Mundial de la Salud (2005), habla sobre la protección de los trabajadores que por su trabajo están o pueden estar expuestos a agentes biológicos, susceptibles de originar cualquier tipo de infección, alergia o toxicidad. Como es sabido, el profesional sanitario, está expuesto a presentar con frecuencia a este tipo de agentes, destacando una alta incidencia de accidentalidad. Es por eso que se dice que las medidas de bioseguridad están destinadas a reducir el riesgo de transmisión de microorganismos de fuentes reconocidas o no reconocidas de infección, en los servicios de salud vinculados a accidentes frecuentes.

La mayoría de los hospitales, hoy en día, disponen de protocolos elaborados según las recomendaciones de la

Organización Mundial de la Salud (OMS) para la aplicación de medidas de bioseguridad, que facilitan el trabajo y resultan muy eficaces si se aplican adecuadamente. Según Espinosa, B. (2010) define la Bioseguridad como:

"Conjunto de normas preventivas que deben tomar el personal que trabaja en áreas de la salud, para evitar el contagio de enfermedades, por la exposición de agentes infecciosos"

Los agentes infecciosos: virus, bacterias, hongos y otros que se encuentran en los tejidos y fluidos de la persona infectada también pueden encontrarse en todo lo que nos rodea, y tanto los microorganismos externos como los que forman parte de la flora normal, pueden contagiarse y causar enfermedades al romperse el equilibrio dinámico establecido. "Por lo tanto, para evitar el contagio de enfermedades se debe interrumpir el proceso de transmisión de los microorganismos y prevenir el contacto directo con material y fluidos contaminados utilizando las medidas de bioseguridad

Es por ello, que no se debe pasar por alto que las Normas de Bioseguridad tienen como principal objetivo la reducción de riesgos ocupacionales en todo nivel, por lo que deben seguirse a conciencia, principalmente en el área de emergencia, donde existe un contacto mucho más íntimo en la relación médico-paciente, que puede converger en la transmisión de enfermedades que muchas veces pueden ser fatales para cualquiera de los afectados. Aunque no se puede ser tan radical porque en otras unidades también puede desbocarse focos de infecciones.

Con respecto al párrafo anterior, el Hospital "Dr. José María Carabaño Tosta que es un completo tipo III según la clasificación de hospitales contenida en la Gaceta Oficial de la República Bolivariana de Venezuela N° 32650 Decreto N° 1798 del 21 de enero de 1983, adscrito al Instituto Venezolano de los Seguros Sociales,[1] ubicado en la ciudad de Maracay[2,3]Venezuela[4,5] Este centro hospitalario cuenta con 200 camas y atiende a más de 10 mil personas al mes en los servicios de consultas hospitalarias, ginecológicas[6]y obstétricas,[7] emergencias para adultos y niños en salas separadas, así como radiología[8]y laboratorio clínico. Contando además con actividad medico docente continua en las áreas mencionadas y formación de médicos especialistas en las áreas de Ginecología y Obstetricia y Pediatría y Puericultura. El personal de salud que labora en esta institución debe tener en cuenta el riesgo al cual está expuesto de contraer alguna infección, por tal motivo se hace hincapié en la aplicación de medidas de bioseguridad para proteger la salud.

De acuerdo a la reseña anterior, es importante destacar, que el Hospital "Dr.

José María Carabaño Tosta", es una institución de salud que brinda atención a la población que solicita sus servicios. En

---

1. https://es.wikipedia.org/wiki/Instituto_Venezolano_de_los_Seguros_Sociales

2. https://es.wikipedia.org/wiki/Maracay

3. https://es.wikipedia.org/wiki/Maracay

4. https://es.wikipedia.org/wiki/Venezuela

5. https://es.wikipedia.org/wiki/Venezuela

6. https://es.wikipedia.org/wiki/Ginecolog%C3%ADa

7. https://es.wikipedia.org/wiki/Obstetricia

8. https://es.wikipedia.org/wiki/Radiolog%C3%ADa

este centro se puede observar que el personal de salud que allí labora se ve constantemente expuesto a todo tipo de riesgos laborales, dc allí que la exposición biológica ha ocasionado varios incidentes, posiblemente debido a la cantidad desmesurada de pacientes, que acuden al lugar por asistencia médica y la cantidad de personal de salud existente en el nosocomio.

Esta institución atienden un promedio de ochenta (80) pacientes por turno y la cantidad de médicos que están para el momento no son suficientes para la prestación de un servicio óptimo debido a que el volumen de pacientes muchas veces sobre pasa la capacidad humana del personal, y como es bien sabido, en este hospital ingresan pacientes con enfermedades infecto-contagiosas sin diagnosticar, en espera de resultados, se mantienen en observación en el área de emergencia de adultos por un periodo de tiempo prolongado que resulta propicio para el contagio tanto en el profesional de salud como de otros pacientes que no presentan la misma patología, esto repercute sustancialmente en éste personal de salud, ya que mantienen una exposición continua durante la jornada laboral.

Es por todo lo antes descrito, que se debe tomar en cuenta las medidas de bioseguridad, que por lo general estas son deficientes en la mayoría de los hospitales, debido a varios factores como falta de recursos materiales, carga laboral, irresponsabilidad o desconocimiento; basado en la observación y práctica diaria que podría culminar en accidentes laborales con consecuencias graves para la salud del personal que labora en el área de emergencia.

Se considera que este es un problema que surge a menudo en los servicios de salud por la falta de aplicación de normas, medidas, que ayuden a disminuir los focos infecciosos y una de ellas son las medidas de bioseguridad, que son factores condicionante para la salud de los pacientes así como del personal de emergencia, lo cual causa preocupación porque se desencadenen los problemas posteriores que pueda causar el no cumplir con dichas medidas en el desempeño de la labor aplicada por el profesional de la salud que laboran en el Hospital "Dr José María Carabaño Tosta".

Por todo lo antes expresado, se puede decir que la problemática de salud se basa en el cumplimiento de medidas de bioseguridad en la atención durante el tiempo que este en el recinto hospitalario, ya que por ciertas ocasiones se evidencia que el personal de salud está expuesto a accidentes laborales, que pueden poner en peligro la integridad del paciente como al mismo personal. El personal de salud que labora en cualquier área de salud debe conocer las normas o procedimientos de bioseguridad, con la finalidad de evitar futuro riesgo.

1.2. Formulación de problema

De acuerdo a lo antes planteado, la presente investigación se orientará a **"Evaluar las Medidas de Bioseguridad que maneja el profesional de salud en el área de emergencia del Hospital "Dr José María Carabaño Tosta".** Debido a esta problemática se formula las siguientes interrogantes:

¿Se aplican las Medidas de Bioseguridad en el ambiente intrahospitalario que maneja el profesional de salud en el área de emergencia el Hospital "Dr. José María Carabaño Tosta.

1.3. Objetivos de la Investigación:

1.3.1. Objetivo General

Evaluar las Medidas de Bioseguridad que maneja el profesional de salud en el área de emergencia de adultos del Hospital "Dr. José María Carabaño Tosta".

1.3.2. Objetivos Específicos

1.-Señalar las Medidas de Bioseguridad que se aplican en el área de emergencia de adulto del Hospital "Dr. José María Carabaño Tosta.

2.-Identificar el nivel de conocimiento sobre las medidas de bioseguridad que posee el personal de salud que labora en el área de emergencia de adultos del Hospital "Dr. José María Carabaño Tosta.

3.- Describir los riesgos a los cuales está expuesto el profesional de salud en el área de Emergencia de Adultos del Hospital "Dr.José María Carabaño Tosta.

1.4. Justificación de la Investigación

Los recintos hospitalarios, debido a sus características funcionales presentan diversos tipos de riesgos particularmente para el personal de salud que labora en dichas instalaciones ya que se encuentran a agentes biológicos, físicos, químicos, ergonómicos y psicosociales, los cuales son riesgos laborales muy específicos que la integridad personal y las actividades que cumplen en su medio y como medida de prevención para este tipo de conflictos existen las normas de bioseguridad que tienen como objeto proteger la salud y seguridad personal de los profesionales de esta área, ya que estas normas sirven para proveer a los trabajadores de todas las medidas necesarias para el cumplimiento de sus labores de forma segura y la minimización de los riesgos inherentes a cada puesto de trabajo.

El personal de salud que presta servicio en el área de emergencia del Hospital "Dr. Jose María Carabaño Tosta, está en perenne contacto con todos aquellos fenómenos causante de riesgos orgánicos al momento que prestan atención medica al paciente durante una jornada de trabajo, esto trae como consecuencia que el personal de salud se involucre con el manejo de agentes que están destinados a prevenir enfermedades. Por todo esto, el área de emergencia está obligada a cumplir con una serie de medidas de bioseguridad para proteger el material orgánico con que se trabaja, y asimismo la integridad del paciente y el personal de salud

La presente investigación es de suma importancia para el personal de salud que se encuentra en el área de emergencia de adultos del Hospital "Dr. José María Carabaño Tosta, puesto que brinda cuidados directos a los pacientes con la aplicación de medidas de bioseguridad, siguiendo prácticas de higiene apropiadas. Asimismo, este trabajo se considera de suma utilidad, porque permitirá aportar información para el seguimiento, prevención y control de las afecciones intrahospitalarias con la finalidad de disminuir el riesgo de los paciente y personal de salud.

Con esta investigación se verán beneficiados los trabajadores de salud debido a que el estudio permitirá observar si existe algunos errores en la aplicación de las medidas de bioseguridad lo cual pueden ser corregidas con el fin de precautelar su salud. De igual manera, será útil para la Facultad de Ciencias de la Salud de la Universidad Experimental de los Llanos Centrales Rómulo Gallego, puesto que los estudiantes podrían hacer uso de este trabajo para implementar sus conocimientos académicos.

Es importante, que la población sanitaria tome conciencia acerca de las medidas preventivas de bioseguridad universales ya que según la Organización Mundial de la Salud (OMS), beneficiara en gran manera a todo el personal de salud expuesto en todos los servicios del Hospital "Dr. José María Carabaño Tosta", así mismo garantizara responsabilidades en el contexto laboral a fin de evitar los riesgos por accidentes o enfermedades, estableciéndose de esta forma una mejor calidad de atención también por el personal de salud al paciente.

Desde el punto de vista metodológico, se realiza una investigación de tipo descriptiva, y de campo y documental ya que se basa en la búsqueda, análisis e interpretación de datos secundarios, es decir, los obtenidos y registrados por otros investigadores en fuentes documentales. Por lo que hay que tener en cuenta, que existen muchos factores que pueden influir en los daños ocasionados por los riesgos asociados con sustancias químicas en el lugar de trabajo.

Desde el punto de vista teórico, esta investigación basa su importancia en la aplicación de las medidas de bioseguridad con la finalidad de evitar riesgos tanto en el personal de salud como en los pacientes ya que suministran información acerca de todos aquellos riesgos que se puedan generar por el mal uso que se le pueda dar a las medidas planteadas durante toda la ejecución de esta investigación. Es importante llevar a cabo esta investigación ya que su propósito es manejar de manera adecuada las medidas de bioseguridad en el área de emergencia del Hospital "Dr. José María Carabaño Tosta.

1.5. Alcances y Limitaciones

1.5.1. Alcances:

La investigación tiene como alcance el personal de salud que labora en el área de emergencia del Hospital "Dr. José María Carabaño Tosta, pero la información que se produzca puede ser utilizada para otras instituciones de salud, donde existe un área destinada a la emergencia del mismo.

1.5.6. Limitaciones:

La principal limitación que se encontró en la ejecución de la presente investigación fue en la etapa de recolección de la información, esto debido a que se resultó incomodo aplicar la encuesta ya que parte de la población encuestada se mostraban renuentes a conceder la información. En cuanto al análisis de contenido, la limitación que se tuvo es que no se pudo acceder a los protocolos de los profesionales de la salud del área de emergencia, por lo que se tuvo que buscar información al respecto de manera documental".

....

CAPITULO II

MARCO TEÓRICO:

Según Balestrini (2002) el marco teórico es "el resultado de la selección de aquellos aspectos más relacionados del cuerpo teórico epistemológico que se asume, referidos al tema específico elegido para su estudio". (p.91)

De allí pues, que su racionalidad, estructura lógica y consistencia interna, va a permitir el análisis de los hechos conocidos, así como, orientar la búsqueda de otros datos relevantes. En consecuencia, cualquiera que sea el punto de partida, para la delimitación y el tratamiento del problema se requiere de la definición conceptual y la ubicación del contexto teórico que orienta el sentido de la investigación.

Por consiguiente, a propósito de sustentar desde una perspectiva teórica el problema, se hace necesario presentar en el marco teórico del proyecto de investigación: en primer lugar, la definición del paradigma teórico epistemológico que orienta el sentido y las líneas de acción de la investigación. En segundo lugar, aquellos enfoques teóricos derivados del paradigma que ha sido definido, vinculados con algunas dimensiones de análisis del problema. En tercer lugar, referir en la medida de lo posible, otras investigaciones que se han realizado, inherentes al problema en estudio, y finalmente, los antecedentes de la investigación.

2.1 Antecedentes de la Investigación:

Balestrini (2003) señala que "todo hecho anterior a la formulación del problema que sirve para a aclarar, juzgar e interpretar el problema planteado, constituye los antecedentes del problema". Establecer los antecedentes del problema, de ninguna manera es hacer un recuento histórico del mismo, sino se trata de hacer una síntesis conceptual de las investigaciones y trabajos realizados sobre el problema formulado, con el fin de determinar el enfoque metodológico de la misma investigación. (p.27)

Los antecedentes de la investigación tienen como objetivo guardar relación con otros trabajos realizados referentes a la variable del estudio, en el que próximamente se citarán varios de ellos con la finalidad de orientar y fundamentar la investigación.

Buñay, Lema, Quezada (2014), realiza una investigación titulada: **Evaluación del cumplimiento de las normas de bioseguridad en sala de operaciones del Hospital de Especialidades Fuerzas Armadas Nº1, durante el período junio a diciembre del 2013,** este trabajo se presenta para optar al título de Especialista en Instrumentación Quirúrgica y Gestión en Centros Quirúrgicos, en la Universidad Central del Ecuador. El estudio que se desarrollo fue de tipo transversal. En la encuesta realizada el 100% del personal de salud señala que conoce las normas de bioseguridad, sin embargo, solo el 61% del personal considera que si existe una buena información de las normas de bioseguridad por parte del comité de infecciones; mientras que el 39% opina que no hay una adecuada información. Los resultados indican que existen deficiencias en la información proporcionada por parte del mencionado comité ya que existe un porcentaje de empleados que no consideran adecuado su trabajo en este aspecto. Y señalan que solo el 67% se ha capacitado individualmente sobre la norma de bioseguridad mientras que el 33% no se ha capacitado por cuenta propia.

Este trabajo aporta datos teóricos a esta investigación ya que expone de manera detallada la problemática que pueden afectar la salud de todos los usuarios de los recintos hospitalarios y el impacto que puede tener contra el personal de trabajo y, aunque manejan de manera adecuada las normas de bioseguridad para su protección personal, no disponen del equipo necesario para el desecho de estos residuos peligrosos.

AMBITO INTERNACIONAL:

Panimboza Cabrera (2013) realiza un estudio titulado: Medidas de bioseguridad que aplica el personal de enfermería durante la estancia hospitalaria del paciente en el "Hospital Dr. José Garcés Rodríguez Salinas de Quito Ecuador" cuyo objetivo general es verificar la aplicación de medidas de bioseguridad, así como identificar si el conocimiento del personal influye de manera directa en los mismos. La investigación realizada fue de campo. Conocimiento en medidas de bioseguridad 100%, en el conocimiento de los principios de medidas de bioseguridad conocen en un 71% y en el conocimiento de las barreras de protección personal conocen el uso adecuado en un 75%. Al referirnos a la aplicación de barreras de protección físicas evidenciamos que se aplican siempre en un 19 % y las barreras químicas se aplican siempre en un 41%; al verificar el manejo adecuado de residuos hospitalarios este se da siempre en un 55%. De forma general y respondiendo a nuestro tema de investigación aplicación de medidas de bioseguridad tenemos que el 36% aplica siempre, el 31% aplica a veces y el 33% nunca aplica; por ende, se hace evidente la necesidad de implementar un proyecto de charlas de educación y de concientización al personal de enfermería respecto a este tema, para mejorar la calidad atención al paciente y de esta manera mejorar su autocuidado.

Este trabajo aporta datos teóricos a esta investigación ya que guarda relación en cuanto a la información del nivel de conocimiento y el manejo de las medidas de bioseguridad que demuestra la necesidad de una mejor formación de los estudiantes en el área de la salud.

Pérez Acosta Rosario (2012), este trabajo de grado titulado "determinar las medidas de bioseguridad que aplica el personal de salud en el área de quirófano en la

Clínica San Miguel Arcángel San Juan de Lurigancho–2016. Lima – Perú. Material y Método. El estudio fue de nivel aplicativo, tipo cuantitativo, método descriptivo de corte transversal. La población estuvo conformada por 25 profesionales de la salud. La técnica fue la observación y el instrumento la lista de cotejo, aplicado previo consentimiento informado.

En sus resultados se evidenció que del 100 % (25), 64% (16) aplica y 36% (9) no aplican las medidas de bioseguridad. En la dimensión lavado de manos 88% (22) se lavan las manos al ingresar al servicio de Quirófano. En la dimensión uso de barreras de protección 100% (25); utiliza gorro dentro del quirófano y 96% (24) no utiliza protección ocular durante la cirugía.

En la dimensión manejo de residuos sólidos, 100% (25) colocan los desechos punzocortantes en contenedores especiales mientras que 24% (5) re encapsulan las agujas para desecharlos en el contenedor especial. Se obtuvieron las siguientes conclusiones: Se observa que mayor porcentaje aplican las medidas de bioseguridad adecuadamente, pero también hay un porcentaje considerable que no lo aplican; acerca de las medidas de bioseguridad del personal de salud en cuanto a la dimensión del lavado de manos en el área de quirófano de la Clínica San Miguel; se observa que la mayoría del personal se lava las manos al ingresar al servicio de Quirófano. Con respecto a la dimensión uso de barreras de protección; se puede evidenciar que el mayor porcentaje aplica usa botas, gorro dentro del quirófano y el menor porcentaje considerable no utilizan la protección ocular. En cuanto a la dimensión de manejo de residuos sólidos, todos los sujetos en estudio colocaron los desechos punzocortantes en los contenedores y porcentaje considerable re encapsulan las agujas.

Este trabajo aporta datos teóricos a esta investigación ya que trata de determinar las medidas de bioseguridad aplicada a un centro de salud que pueden afectar la salud de todos los usuarios de los recintos hospitalarios.

Palma N; (2016) realizó una investigación titulada "Nivel de conocimiento y aplicación de las medidas de bioseguridad del personal de enfermería en el servicio de Emergencia y la Unidad de Trauma Shock del Hospital Víctor Ramos Guardia –

Huaraz", en la cual concluye que existe un alto nivel de conocimiento del personal de enfermería aplicando las medidas de bioseguridad, pero una deficiente aplicación de las medidas de bioseguridad en el servicio de emergencia y unidad de trauma shock.

Objetivo: Determinar la relación entre el nivel de conocimiento y aplicación de las medidas de bioseguridad de la enfermera(o) en el Servicio de Emergencia del Hospital Cayetano Heredia en el año 2017.

Material y método: Estudio cuantitativo, tipo descriptivo, de corte transversal, se trabajará con 70 Enfermeros(as) que laboran en el área de Emergencia del Hospital Cayetano Heredia, para recolectar los datos se, se aplicará un cuestionario elaborado y validado por Huamán Cecilia, Romero Trujillo, Laura Elizabeth. Variables: Grado de Aplicación de las Medidas de Bioseguridad y Nivel de Conocimiento del Enfermero(a)

Este trabajo aporta datos teóricos a esta investigación ya que trata de la Aplicación de las Medidas de Bioseguridad y Nivel de Conocimiento del Enfermero aplicada a un centro de salud que puede afectar la salud de todos los usuarios de los recintos hospitalarios.

AMBITO NACIONAL:

Moya, (2016) en su investigación titulada: Medidas de bioseguridad que practican los profesionales de enfermería ante riesgos biológicos en la Unidad de Infectología del Hospital Universitario de Caracas, durante el primer trimestre de 2016. Trabajo de Grado presentado para optar al título de Licenciado en Enfermería, en la Universidad Central de Venezuela.

El estudio tuvo como objetivo determinar las Medidas de Bioseguridad que practican los profesionales de Enfermería ante riesgos biológicos, en la Unidad de Infectología del Hospital Universitario de Caracas durante el primer trimestre de 2016. De acuerdo a los resultados plasmados en los gráficos, cabe destacar que las Medidas de Bioseguridad parcialmente no han sido observadas de la población estudiada sin embargo se denoto un comportamiento positivo en la aplicación de normas de bioseguridad, quienes no realizan un lavado de manos efectivo antes y después de procedimientos médicos, pueden correr el riesgo de contraer y disipar enfermedades.

Respecto al manejo de desechos se observó que el profesional conoce e identifica los dispositivos, al respecto también se observa que los profesionales cumplen la norma, lo que constituye una actitud preventiva ante los riesgos que estos implican. En cuanto a las barreras físicas las cifras más considerables de alerta es la inutilización de lentes protectores y el contacto con superficies contaminadas, en particular algunos de los profesionales cumplen las normativas universales de Bioseguridad referidos a las barreras físicas en su turno laboral lo cual es beneficioso ya que con ellas evitarían riesgos de exposición directa a fluidos contaminados y por consiguiente una enfermedad laboral.

Los resultados de este estudio constituyen un aporte en el campo de la salud ocupacional, sirviendo de base para estudios posteriores en esta área.

Escalona, J. y Fernández C. (2013) en su trabajo de grado titulado: Medidas de bioseguridad aplicadas por el profesional de enfermería en la unidad de emergencia de adultos de la Clínica Sanatrix. Segundo semestre año 2012. Trabajo de Grado presentado para optar al título de Licenciado en Enfermería, en la Universidad Central de Venezuela. La investigación tuvo como objetivo general determinar las medidas de bioseguridad aplicadas por el profesional de enfermería que labora en la unidad de emergencia de adultos de la Clínica Sanatrix.

Los resultados permiten concluir que en promedio el 66% de los profesionales de enfermería observados no cumplen con las barreras químicas como una estrategia de prevención, el 75% de los profesionales de enfermería en promedio no cumple con las barreras físicas dentro del contexto de aplicación de medidas de bioseguridad, del mismo modo el 69% de los profesionales de enfermería no cuentan con el esquema de inmunización completo para hepatitis b y tétano como parte de medidas de bioseguridad y finalmente en promedio el 63% de los profesionales de enfermería no ponen en práctica actividades para el control ambiental como parte de la bioseguridad dentro del servicio de emergencia.

ARMAS, E. IBARRA, T y Naranjo, L. (2004) en su trabajo de grado titulado:

Aplicación de Medidas de Bioseguridad en la Unidad de Emergencia de Adultos del Hospital "Lic. José María Benítez" de la Victoria, Estado Aragua. El estudio tuvo como objetivo general la aplicación de las medidas de bioseguridad de la emergencia de adultos, fue un estudio descriptivo y transversal, se estudió una población de 31 miembros del equipo de enfermería de las cuales 15 son profesionales y 16 auxiliares que laboran en la unidad de emergencia.

Los resultados demostraron que el uso de medidas de bioseguridad, no son ejecutadas. En el uso de barreras químicas solo 4 personas lo realizan, en el uso de las barreras físicas los resultados demostraron que son usados parcialmente en el 80% de los casos y en la aplicación de barreras biológicas y control de vectores solo 1 enfermera tiene el esquema de inmunización completas; en la investigación de accidentes solo fueron reportados 4 casos, pero 1 solo tiene seguimiento y estudios Anteriores.

Caicedo, J. Mayora, M y Morón, E (2004) realizaron una investigación titulada Medidas de Bioseguridad Aplicada por las enfermeras de Banco de Sangre del Hospital

IVSS "José A. Vargas", la Ovallera Palo Negro. La investigación tuvo como objetivo determinar las medidas de bioseguridad aplicada por el personal de enfermería en el banco de sangre del Hospital IVSS "José A. Vargas", la Ovallera Palo Negro, por lo que está enmarcada dentro del área de salud ocupacional.

Metodológicamente correspondió a un diseño de campo descriptivo, la población estuvo conformada por el personal de hemoterapistas que laboran en el banco de sangre indicado y la muestra fue de tipo censal, los resultados llevaron a concluir que el 45,83% del personal aplicaba las barreras físicas, así como las medidas de antisepsia, un porcentaje significativo se encontraba inmunizado contra

Hepatitis B como medida biológica al igual que manejan adecuadamente los desechos del área, las condiciones del área física significan factores de riesgo biológicos particularmente lo correspondientes a la ventilación, un 66,67% han sufrido accidentes laborales de los cuales fueron reportados solo tres (37,5%) y recibieron el tratamiento respectivo. En lo que corresponde a la disposición de desechos, los punzocortantes eran descartados en los recipientes destinados para este.

Estos estudios brindan aportes importantes, evidenciando que el personal de salud cada día afronta nuevos riesgos laborales, y en este contexto el personal del hospital vulnerable debido a la naturaleza de su trabajo

Lima M. (2004), en su trabajo de grado titulado "Factores que intervienen en la aplicación de medidas de bioseguridad según el profesional de enfermería del Emergencia de Adultos del Hospital IVSS "Dr. José María Carabaño Tosta Estado Aragua: Esta investigación los factores personales e institucionales que intervienen en la aplicación de medidas de bioseguridad según el profesional de enfermería de área de emergencia del Hospital IVSS " Dr. José María Carabaño Tosta.

Para tal efecto se realizó un estudio de investigación de nivel aplicativo, tipo cuantitativo, usando el método descriptivo de corte transversal; las conclusiones a las que se llegó en dicha investigación entre otras fueron las siguientes: -El factor de mayor incidencia es el factor institucional que está dado por: normatividad, dotación de material, equipos, ambientes y personal profesional.

Vásquez, Milano y Lara., en Venezuela (2009), realizó un estudio denominado "Riesgos ocupacionales del profesional de enfermería en el Hospital Central de Maracay, estado Aragua", el cual tuvo como objetivo determinar los riesgos ocupacionales del profesional de enfermería en el Hospital Central de Maracay. El método fue descriptivo, la técnica fue la encuesta y el instrumento un cuestionario. Las conclusiones fueron; "que el profesional de enfermería está expuesta a riesgos ocupacionales: el ruido, como riesgos físicos, entre ellos el llanto de los niños hospitalizados, en un 70%, el alcohol, como riesgo químico, un 95,6 % la sangre como riesgos biológicos, en un 91%, las posturas corporales como riesgos ergonómicos, en un 84,4%, el estrés permanente como riesgo psicosocial.

Los estudios revisados a nivel internacional nacional, regional y local, aportaron muchos beneficios para el desarrollo del presente trabajo de grado ya que su relación era directa con respecto a la parte conceptual además de algunos factores que intervienen en la aplicación de medidas de bioseguridad en los profesionales de salud a fin de adoptar las medidas de bioseguridad para reducir riesgos laborales.

2.2. Bases Teóricas:

Según Bavaresco (2006) las bases teóricas tienen que ver con las teorías que brindan al investigador el apoyo inicial dentro del conocimiento del objeto de estudio, es decir, cada problema posee algún referente teórico, lo que indica, que el investigador no puede hacer abstracción por el desconocimiento, salvo que sus estudios se soporten en investigaciones puras o bien exploratorias. Ahora bien, en los enfoques descriptivos, experimentales, documentales, históricos, etnográficos, predictivos u otros donde la existencia de marcos referenciales, son fundamentales y los cuales animan al estudioso a buscar conexión con las teorías precedentes o bien a la búsqueda de nuevas teorías como producto del nuevo conocimiento.

2.2.1. Bioseguridad:

El significado de la palabra bioseguridad se entiende por sus componentes: "bio" de bios (griego) que significa vida, y seguridad que se refiere a la calidad de ser seguro, libre de daño, riesgo o peligro. Por lo tanto, bioseguridad es la calidad de que la vida sea libre de daño, riesgo o peligro. Espinosa, B. (2010) define a la **Bioseguridad** como:

Conjunto de normas o medidas preventivas que deben tomar el personal que trabaja en áreas de la salud, para evitar el contagio de enfermedades de los pacientes en el área hospitalaria y en el medio en general, por la exposición de agentes infecciosos. (p. 24)

La bioseguridad hospitalaria, a través de medidas científicas organizativas, es la que define las condiciones con que los agentes infecciosos deberían ser manipulados para reducir la exposición del personal en las áreas hospitalarias críticas y no críticas, a los pacientes y familiares, y al material de desecho que contamina al medio ambiente.

Malagón, L y Hernández, E (2009) expresa que "las medidas de bioseguridad que se tomen serán más estrictas cuanto más peligrosos sean los gérmenes que se manejan en el área en el cual se trabaja." (p. 89). Es decir, las medidas de bioseguridad deben ser una práctica rutinaria en las unidades médicas y ser cumplidas por todo el personal que labora en los centros, independientemente del grado de riesgo según su actividad y de las diferentes áreas que compone el hospital. En el Manual de Normas de Bioseguridad para la Red de Servicios de Salud en el Ecuador (2011) manifiesta que:

Bioseguridad es un término que ha sido utilizado para definir y congregar las normas de comportamiento y manejo preventivo, del personal de salud, frente a microorganismos potencialmente infecciosos, con el propósito de disminuir la probabilidad de adquirir infecciones en el medio laboral, haciendo énfasis en la prevención, mediante la asepsia y el aislamiento" (pag.10).

2.2. 2. Medidas de Bioseguridad:

MALAGÓN, L. Y HERNÁNDEZ, L (1995) definen medidas de bioseguridad como:

"son las normas de comportamiento y manejo preventivo del personal de salud frente a microorganismos potencialmente patógenos" (Pág 361). El personal de Salud debe adoptar técnicas de prevención ante microorganismos patógenos para evitar ser infectados por estos virus. La Organización Panamericana de la Salud (OPS) (2006) hace referencia a las medidas de bioseguridad como "la principal herramienta de trabajo en el manejo de desechos debido a que las normas de higiene y seguridad permitirán que el personal proteja su salud u desarrolle su labor con eficiencia". (Pág. 23).

Todo personal que labore en un establecimiento de salud y en especial las enfermeras que brindan cuidados directos a pacientes portadores del VIH deben tener en cuenta herramientas de trabajo que garantice la eficiencia de su labor y a su vez la protección de su salud, entre ellas están las medidas de bioseguridad que debe ser aplicada y llevada a cabo para evitar ser infectados por microorganismos patógenos.

El personal médico debe tener en cuenta que muchas veces se desconoce el diagnóstico del paciente y por tal razón hay que considerar que es un riesgo brindar cuidados a estos pacientes sin cumplir con las medidas de bioseguridad. Según el MSPU (op. cit) define Bioseguridad de la siguiente manera: Debe entenderse como una doctrina de comportamiento encaminada a lograr actitudes y conductas que disminuyan el riesgo del trabajador de la salud de adquirir infecciones en el medio laboral. Compromete también a todas aquellas otras personas que se encuentran en el ambiente asistencial, ambiente éste que debe estar diseñado en el marco de una estrategia de disminución de riesgos. (Pág. 1).

Es necesario que antes de realizar un procedimiento se cumpla con distintas medidas que son inevitables de cumplir, para efectuarlas de la mejor manera y así evitar riesgos de adquirir una infección o enfermedad no deseada. Durante las labores asistenciales no se deben usar anillos, pulseras, y relojes sin importar el material de que estén hechos. Tampoco se debe usar esmalte de uñas las cuales siempre debe estar limpias y cortas. Entre las medidas de seguridad más importantes tenemos:

2.2.2.1.-Lavado de Manos:

y/o su medio ambiente cercano. Ejemplo: le dio la mano, lo acomodo, entro para el pase de sala y toco algún equipo del paciente, lo examino, etc.

5. **Después del contacto con el medio ambiente cercano al paciente:** lave sus manos cuando sale de la habitación después de tocar el medio ambiente cercano al paciente, aun cuando no toco al paciente. Ejemplo: corrigió el sistema de infusión, cambio el frasco de suero, apago o conecto una alarma.

2.2.3. Medidas de prevención de riesgo biológico:

Estas medidas de prevención son denominadas medidas de bioseguridad y están constituidas por los diferentes métodos, técnicas y procedimientos que se ponen en práctica para la prevención y el control de las infecciones intrahospitalarias; lo cual, a su vez, representa uno de los más importantes indicadores de la calidad de atención de salud que se presta en los diferentes unidades clínicas y auxiliares de un hospital. La prevención, en sí, está dirigida a evitar los daños provocados por unas condiciones de trabajo inadecuadas; por lo tanto, para prevenir hay que conocer. Hace falta conocer que factores de riesgo están presentes en un área, en que cantidad, cuáles son sus defectos y a quienes afectan.

Para Maqueda. J. (2004) la prevención es: "el conjunto de actividades o medidas adoptadas o previstas en todas las fases de la actividad de la enfermera con el fin de evitar o disminuir los riesgos derivados del trabajo". (p.127). Puede asumirse a su vez, en términos de salud, prevención significa evitar la aparición de enfermedad o sus secuelas, tanto a nivel individual como colectivo.

Cabe destacar, además, que cuando se implantan medidas encaminadas a evitar la aparición de la enfermedad se está haciendo prevención primaria; cuando se diagnostica y se trata precozmente una enfermedad, se hace prevención secundaria, y cuando se evita que la enfermedad evolucione hacia una invalidez o la muerte se está aplicando prevención terciaria.

En esta secuencia de actuación, Montserrat, M. (2006) señala que: "... es indudable que el campo de intervención más eficaz se sirva en el ámbito de la prevención primaria, donde el control de los riesgos es la herramienta fundamental". (p.120). Por lo tanto, es necesario insistir una vez más en la importancia de conocer adecuadamente tanto los factores de riesgos como las alteraciones de salud que se originan por la exposición al riesgo biológico, para poder prevenirlo. Por lo tanto, el primer paso para prevenir es conocer.

En este sentido, es conveniente señalar el significado de riesgo. Sobre el particular Mazarrasa, L. y Col (2005) refiere que es: "la probabilidad de perder la salud como consecuencia de la exposición a factores nocivos presentes en el ambiente de trabajo". (p.1.261). evidentemente, la exposición a agentes dañinos es considerado un riesgo para la salud, por cuanto existe la probabilidad de que se ocasione a la salud de la persona expuesta.

A su vez, el riesgo es cualquier factor orden técnico y/o social presente en el ámbito de trabajo capaz de alterar la salud del trabajador, este riesgo está relacionado con la exposición del trabajador directamente en el área de trabajo. Se consideran agentes de riesgo biológico "aquellas que tengan la posibilidad de entrar en contacto on sangre, fluidos corporales, inoculaciones al manipular objetos punzo-cortantes o exposición de piel y mucosas". (Ibidem, p. 46).

Según Benavides (2005), entre los principales riesgos laborales a los que están expuestos los trabajadores sanitarios están los riesgos biológicos, los cuales han sido definidos como "microorganismos, con inclusión de los genéticamente modificados, cultivos celulares y endoparásito humanos, susceptibles de general cualquier tipo de infección, alergia o toxicidad" (p.48). Es decir que son agentes vivos o inertes capaces de producir enfermedades infecciosas o reacciones alérgicas, producidas por el contacto directo de las personas que están laboralmente expuestos a estos agentes.

Sobre la base de la fuente de infección éste la clasifica en:

a) Con fuente de infección humana, como la hepatitis A, B, C, SIDA, TBC y otras.

b) Con la fuente de infección animal (Zoonosis) como la brucelosis, leptospirosis, tétanos, entre otras.

En donde las principales vías de penetración respiratoria: piel, mucosa, interviniendo en ocasiones los artrópodos. Los trabajadores más expuestos es el personal de enfermería, médicos y paramédicos, laboratorios. Cabe destacar que frente a algunas enfermedades se dispone de medicamentos al alcance como profilaxis tales como: gammaglobulina y quimioprofilaxis, mientras que otras se cuentan con los medios necesarios de protección utilizando solamente barreras físicas o químicas adecuadas a cada área específica.

2.2.4. Principios de Bioseguridad:

Es necesario que el profesional de la salud, tenga un conocimiento adecuado de las medidas de bioseguridad, por lo cual se establecen los principios, que según Papone, (2008) define Bioseguridad de la siguiente manera: "Debe entenderse como una doctrina de comportamiento encaminada a lograr actitudes y conductas que disminuyan el riesgo del trabajador de la salud de adquirir infecciones en el medio laboral" (p.90). Compromete también a todas aquellas otras personas que se encuentran en el ambiente asistencial, ambiente que debe estar diseñado en el marco de una estrategia de disminución de riesgos, se incorporan tres principios mencionados a continuación:

2.2.4.1. Universalidad:

Las medidas involucran a los pacientes de todos los servicios, de todas las áreas independientemente de conocer o no su enfermedad. Estas precauciones, deben ser aplicadas para todas las personas, independientemente de presentar o no patologías infectocontagiosas, de estar o no expuestas al contacto con fluidos corporales, cualquier riesgo se disminuye al utilizar las medidas de bioseguridad siempre durante la atención hospitalaria.

2.2.4.2. Barreras de Protección:

Tienen como objetivo evitar la exposición directa a la sangre y otros fluidos orgánicos contaminantes, mediante la utilización de materiales adecuados que se interpongan al contacto de los mismos, formando parte de ellos el uso de guantes, una barrera de prevención de infecciones cruzadas presente solo en un 45% del personal estudiado, considerando que solo este porcentaje presenta un nivel de conocimiento bueno.

El uso de barreras es la principal herramienta de protección personal contra infecciones, la misma que debe existir en cantidad suficiente y adecuada, la cual debe ser proporcionada por los empleadores, al respecto Soule, Larson, y Preston, (2008) consideran que "las barreras están destinadas a "prevenir la transmisión de infecciones de pacientes a enfermera o viceversa, el riesgo aumenta cuando hay contacto con superficies corporales húmedas" (Pág. 69).

2.2.5. Tipos de Barreras:

BARRERAS FÍSICAS: Según Reeder, S., Martín, L. y Koniak, D. (2009) señalan que:

"El uso de barreras protectoras reduce el riesgo de exposición de la piel o membranas mucosas de los trabajadores al cuidado de la salud a materiales infectados. Las barreras protectoras reducen el riesgo de exposición de sangre y líquidos del cuerpo que contenga sangre visible y a otros líquidos a las cuales se apliquen las precauciones universales". (Pág. 134). En tal sentido las barreras físicas juegan un papel importante en la protección de la salud del personal de enfermería y el resto del equipo de salud, ya que reduce el riesgo de exposición de la piel y mucosa del ojo a desechos y fluidos contaminantes

Barreras químicas: Según el MSPU (2008) expresa que: "El lavado de manos es la primera regla de higiene dentro de las normas universales de Asepsia y Antisepsia, esta importante estrategia recomendada en las normas de asepsia y antisepsia constituye una de las principales medidas de prevención y se debe considerar como uno de los métodos más importantes para disminuir la transmisión de patógenos infecciosos, ya sea por manipulación de los desechos o por el contacto con los usuarios y debería convertirse en una actividad obligatoria en la función de la enfermera". (pág. 7).

Es una medida que cobra gran importancia a nivel hospitalario y es quizá la forma más eficaz de prevenir la contaminación cruzada entre pacientes, personal hospitalario y visitantes. El objetivo de esta práctica es reducir la flora normal y remover la flora transitoria con el fin de disminuir la diseminación de microorganismos infecciosos. En relación a los resultados obtenidos de la evaluación del nivel de conocimientos de esta aplicación en el personal de enfermería de la Clínica San José, se puede inferir que un 53% tienen un conocimiento regular, 40% de ellas conocimiento bueno y el restante 7% un conocimiento deficiente.

2.2.6. Normas de Bioseguridad:

La Bioseguridad es un concepto amplio que implica el conjunto de normas y medidas con el fin de reducir o eliminar los riesgos, para el resguardo de la salud del personal, la comunidad y también del medio ambiente, que pueden ser producidos por agentes infecciosos, físicos, químicos y mecánicos.

2.2.7. Protección personal: Se usarán en todo momento batas sin abertura delantera o envolventes, trajes de dos piezas de tipo pijama, gorros y, si corresponde, protección para el calzado o calzado especial, como también, guates protectores apropiados para todos los procedimientos y estos deberán colocarse de tal manera que cubran los puños de las batas, una vez utilizados, se retirarán de forma aséptica y a continuación se lavarán las manos; se usarán gafas de seguridad, viseras u otros dispositivos de protección cuando sea necesario proteger los ojos y el rostro, al igual que el uso de tapaboca. Estará prohibido usar las prendas protectoras fuera del laboratorio y de ser el caso deberán ser descontaminadas antes de enviarlas a la lavandería. Los laboratorios deben contar con duchas de descontaminación y sistema de aditivos químicos.

Cabe destacar que el personal que realiza la recolección y traslado interno deberá contar con el equipo mínimo de protección, el cual consiste en: Uniforme completo (overol, gorra y botas industriales), tapaboca, guantes de látex, y de carnaza (sólo el personal encargado del traslado interno), como también debe tomar las siguientes precauciones: no manipular el contenido de los envases, no abrir los recipientes rígidos herméticos y/o punzocortantes, no compactar los residuos, la forma de cargar las bolsas con residuos, debe ser tal que evite tener contacto directo con el cuerpo del personal que realiza la recolección y no desviarse de la ruta de recolección de residuos estable.

2.2.8. Riesgo:

El concepto de riesgo en epidemiología puede tener una acepción individual o colectiva. La primera de ellas indica la probabilidad que tienen los individuos de adquirir la enfermedad; y la segunda mide la proporción de personas que están expuestas a sufrirla o que la han desarrollado.

2.2.9. Sistema general de riegos profesionales:

El sistema general de riesgos profesionales es el conjunto de entidades públicas y privadas, normas y procedimientos orientados a la prevención de accidentes de trabajo y enfermedades que se generan con causa o con ocasión de trabajo. (Manual para la Implementación del Programa de Vigilancia Epidemiológica para Factores de Riesgo Biológico y la Bioseguridad).

2.2.10. Factor de Riesgo:

Se considera factor de riesgo al elemento que puede ser controlado y precede a la exposición; por lo tanto, hablando de riesgo biológico, precede a la adquisición de la infección. Puede ser el agente, la condición del entorno o la característica individual, que implican la probabilidad de incidencia de una enfermedad o un accidente.

2.2.10.1. Riesgo Biológico:

Es la probabilidad de adquirir una enfermedad a partir del contacto con material biológico. El factor de riesgo biológico está presente en toda actividad, durante la cual se ponen en contacto con microorganismos, sus productos, sustancias de origen animal o de origen vegetal, que pueden ocasionar infecciones o enfermedades agudas y/o crónicas. Estos microorganismos pueden ser priones, virus, plásmidos, bacterias, hongos, parásitos o sus productos. También se incluyen dentro del factor de riesgo biológico todos aquellos productos o procedimientos de biología molecular o de genética que puedan ocasionar daño al ser humano. (Manual para la Implementación del Programa de Vigilancia Epidemiológica para Factores de Riesgo Biológico y la Bioseguridad).

2.2.11. Peligros Ocupacionales:

Los peligros ocupacionales son todo acto, situación o fuente con potencial de causar daño que conllevan al riesgo materializando el peligro y la presencia de los accidentes de trabajo (AT), es decir los sucesos no esperados ni deseados que da lugar a pérdidas de la salud o lesiones a los trabajadores y así mismo, generando enfermedades profesionales (EP).

2.2.12. Definición de Nivel de Conocimiento:

De acuerdo con Tisoc (2016), el nivel de conocimiento es: Suma de actos y valores que se obtienen y conserva en toda la vida como consecuencia de prácticas y educación de la persona. El conocimiento es un objetivo al servicio de la sociedad y de la persona para ser usado en los ratos que se necesite. (p. 33). Torriente, (2007) citado en Díaz (2015), manifestó que el grado de instrucción son parámetros y estándares que evalúan la inteligencia de la persona del saber empírico y relativo.

Por otro lado, conocimiento es un procedimiento intelectual que manifiesta lo real relativa en la inteligencia de la persona, tiene carácter histórico y social porque está ligado a la experiencia. Según Albornoz (2007), el conocimiento es: La obtención de ideas, grupo de opiniones que pueden ser ordenados, siendo fundamental apreciar que es obtenido por una instrucción responsable e informal es decir todos tenemos inteligencia, el cual puede ser confuso o inexacto pero que se vuelve norma lo demostrable a través de la práctica, por medio responsable o informal mediante la práctica intelectual. (p. 12). Proceso del conocimiento.

De acuerdo con Rojas (2015), el procedimiento de conocimiento tiene como partes colaboradores al individuo inteligente, el elemento de inteligencia y el conocimiento como resultado del procedimiento cognoscitivo. Arellano (1980) citado en Rojas (2015), manifestaron que por medio de la inteligencia el ser humano trata de enseñar las anormalidades que pasan en su mente interior psico-biológico o en el entorno con los demás.

Para lograr la inteligencia es importante desarrollar diversos procedimientos lógicos que aceptar explicar la existencia de una realidad determinada. El comienzo en el conocimiento es la apreciación mediante la sensación de una persona que conoce, de una cosa que es conocido. Esta apreciación por sí misma no constituye diferentes impresiones captadas, la persona hace procedimientos que le ayudan ordenar, cifrar y copiar las figuras sensoriales que se han archivado en la memoria.

El proceso cognoscitivo es complicado y se conocen se vincula con nuestras apreciaciones y sensaciones. Se comienza cuando al confrontarse con un fenómeno (objeto de conocimiento) que no tiene explicación interna, o desde sus cuadros de inteligencia anteriores, el hombre cae en un estado de inseguridad que lo lleva a encontrar una respuesta.

Todos tenemos un grupo de ideas y conceptos y cultura (pre científicos) a partiendo de ahí discernimos y se analiza; entonces parece que tenemos prontos resultados.

Pero sí el fenómeno observado no tiene significado dentro de nuestros conocimientos se presenta incógnitas y dificultades. Esto se encuadra en la sapiencia científica. Cuando uno se confronta aun contexto para analizar los motivos, ordena sus conocimientos científicos vinculados relacionadas con ese contexto singular y trabaja para tener un resultado positivo a la dificultad.

2.2.13. Características del Servicio de Emergencia:

De acuerdo al Ministerio del Poder Popular para la Salud (2006), los servicios de emergencia se definen como: "Es el área del establecimiento Médico Asistencial, destinado a la atención médica inmediata de pacientes procedentes del medio externo, durante las 24 horas del día" (p.6). Se puede entonces entender por emergencia, a aquellas situaciones que encierran un carácter de gravedad y de premura en la conveniencia de su asistencia sin posibilidades de demora en la misma, al estar comprometida la vida o estabilidad hemodinámica y funcional del paciente, revirtiendo grandes posibilidades de daño permanente y/o irreversibles incluso la propia muerte.

Los servicios de emergencia están estructurados, para la atención de los casos que se consideren como emergencias, de acuerdo a la precitada Gaceta Oficial, las unidades funcionales son: "Atención prehospitalaria, emergencia de Adultos, emergencia Pediátrica, Trauma y Shock, comunicación y transmisión biomédica y servicios auxiliares". (op.cit). Estos servicios tienen con función prestar atención médica inmediata en cualquier día u hora a los pacientes cuyo estado así lo requiere, es decir a personas con necesidades impostergables y críticas.

De acuerdo a las características de los pacientes pueden ser:

1) Enfermos que sufren molestias o dolor intenso u otros síntomas que los angustian, o bien casos traumatológicos.

2) Enfermos que presentan situaciones patológicas agudas, o han sufrido accidentes serios, los cuales ingresan en camillas o con la ayuda de sus familiares directamente al área de curaciones sin pasar por los consultorios de examen.

3) Niños que han sufrido accidentes o presentan una patología aguda. (p.81).

De manera global son los casos que son atendidos en las emergencias de los hospitales y clínicas. Sin embargo, por lo general es frecuente que en estas salas se atienden casos no urgentes, ya que se toma como criterio de la atención, que una emergencia es toda situación que el paciente o su familia considera como tal. Ahora bien, el profesional se la salud siempre ha tenido y tiene un papel primordial en cualquier situación de emergencia.

La aplicación del proceso científico en los cuidados de emergencia es lo que denota el trabajo de medicina y le da el carácter de entereza y solidez individual, aun entendiéndolo como parte del proceso asistencial del que el médico es parte fundamental y la mayoría de las ocasiones protagonistas, y en las que el paciente, su familia o la comunidad y su cuidado sea el eje fundamental de todas las acciones. Las personas atendidas en los servicios de emergencia tienen diferentes problemas y pueden aparecer otros.

Su situación puede cambiar de un momento a otro, por lo tanto, la intervención del médico debe ser dinámica y de forma constante. Por lo tanto, los cuidados también cambian constantemente. Es posible que un paciente tenga varios diagnósticos en un mismo momento, pero la atención debe centrarse en lo inmediato, en lo que significa un riesgo para la vida, lo cual comprende actividades independientes e interdependientes de los profesionales de la salud.

2.3. Bases Legales:

Sabino (2002) señala que "Las bases legales deben ser vistas como una serie de principios que regulan los diferentes actos del ser humano en una sociedad democrática". Son materia textual proveniente de las leyes, normas y procedimientos relacionados con el tema de investigación y que sirve de apoyo al objetivo de la misma.

El basamento legal de la salud está enmarcado en acuerdos, convenios y resoluciones de organismos internacionales, entre ellos la Organización Mundial de la Salud (OMS), Organización de las Naciones Unidas (ONU) y la Organización Internacional del Trabajo, donde en 1950 prepararon y aprobaron la definición de la salud operacional.

Constitución de la República Bolivariana de Venezuela (2000):

Artículo 83 La salud es un derecho social fundamental, obligación del Estado, que lo garantizará como parte del derecho a la vida. El Estado promoverá y desarrollará políticas orientadas a elevar la calidad de vida, el bienestar colectivo y el acceso a los servicios. Todas las personas tienen derecho a la protección de la salud, así como el deber de participar activamente en su promoción y defensa, y el de cumplir con las medidas sanitarias y de saneamiento que establezca la ley, de conformidad con los tratados y convenios internacionales suscritos y ratificados por la República.

La salud es un derecho social fundamental garantizado y financiado por el Estado de carácter obligatorio y gratuito.

Del mismo modo, la Ley Orgánica de Prevención, Condiciones y Medio Ambiente de Trabajo (LOPCYMAT) establece en el Artículo 1 que el objeto de dicha

Ley es: "Establecer las instituciones, normas y lineamientos de las políticas, y los 25órganos y entes que permitan garantizar a los trabajadores y trabajadoras, condiciones de seguridad, salud y bienestar en un ambiente de trabajo adecuado y propicio para el ejercicio pleno de sus facultades físicas y mentales, mediante la promoción del trabajo seguro y saludable, la prevención de los accidentes de trabajo y las enfermedades ocupacionales, la reparación integral del daño sufrido y la promoción e incentivo al desarrollo de programas para la recreación, utilización del tiempo libre, descanso y turismo social"

2.4. DEFINICIÓN DE TERMINOS:

a) Bioseguridad :

Bioseguridad es la calidad de que la vida sea libre de daño, riesgo o peligro. Se define a la Bioseguridad como el conjunto de normas o medidas que deben tomar el personal que trabaja en el área de Salud.

b) Riesgo Biológico:

Riesgo individual que enfrenta el trabajador. Peligro que representa para la comunidad y el medio ambiente, la naturaleza propia del agente para su patogenicidad y virulencia reconocidas, si es endémico o no en el país, el modo de transmisión, la disponibilidad de medidas profilácticas.

c) Barreras Protectoras:

Son las llamadas barreras primarias, son la primera línea de defensa cuando se manipulan materiales biológicos que puedan contener agentes patógenos.

d) Infección Intrahospitalaria:

Infección que se adquiere luego de 48 horas de permanecer en el hospital y que el paciente no portaba a su ingreso.

e) Cadena de infección:

Se tiene conocimiento que una infección es la entrada y multiplicación de un agente infeccioso en los tejidos de un huésped.

f) Aislamiento Hospitalario:

Procedimientos destinados a cortar la cadena de transmisión de patógenos productores de las IIH.

g) Medidas Comprobadas:

Son aquellas donde la investigación científica y epidemiológica ha demostrado consistentemente su impacto.

h) Medidas Controvertidas:

Aquellas donde la investigación científica y epidemiológica no ha sido consistente en demostrar impacto.

i) Medidas Inefectivas:

Medidas donde la investigación científica y epidemiológica ha demostrado consistentemente su inefectividad.

k) Antisépticos:

Agentes germicidas usados sobre la piel y otros tejidos vivos para inhibir o eliminar microorganismos

2.5. Sistema de Variables y su Operacionalización.

Las variables son elementos básicos de la investigación y se trata de una cualidad o características que pueda expresarse en varias categorías o que puede tomar diferentes valores.

También se entiende por variable, una característica observable ligada con una relación determinada a otros aspectos observables. Para Arias (2012)

"Variable es un característica, cualidad o medida que puede sufrir cambios y que es objeto de análisis, medición o control en una investigación" (p.55).

2.5.1. Operacionalización de Variables

La operacionalización de las variables, según Arias (2006), es "el proceso mediante el cual se transforma la variable de conceptos abstractos a términos concretos, observables y medibles" (p. 44).

En tal sentido, se presenta el cuadro de variables, dimensión e indicadores con base en los objetivos planteados en la investigación y que servirán para la consecución del objetivo general del presente trabajo a través de una serie de interrogantes que permitieron la elaboración del instrumento de recolección de datos.

OPERACIONALIZACIÓN de las Variables:

Variable	Definición Conceptual	Dimensión	In Va
Medidas de Bioseguridad que aplican Los profesionales de salud durante la Atención de pacientes en el área de Emergencia de Adultos del Hospital "Dr. José María Carabaño Tosta" Nivel de Conocimiento sobre las medidas de bioseguridad que posee el personal de	Son las normas de comportamiento y manejo preventivo del personal de salud frente a microorganismos potencialmente patógeno. Suma de actos y valores que conservan la vida como consecuencia de prácticas y educación de la persona. Se considera factor de riesgo al elemento que puede ser controlado y precede a la exposición; por lo tanto, hablando de	Medida de Lavado de manos -Aplican Barrera -No aplican Medida de Bioseguridad Nivel de Principio de Biosegu Conocimiento Tipos de Barr Factores de Químico, -Preser Riesgos y Ausente Biológico, Psicosocial, Disergonomico	

salud que labora en el área de emergen	
cia de adultos del Hospital "Dr. José María Carabaño Tosta"	
	riesgo biológico, precede a la adquisición de la infección.
Factores de riesgos a que esta expuestos El profesional de salud del Hospital "Dr.	
José María Carabaño Tosta	

Fuente: Datos obtenidos por: Chiurillo, Reyes y Rodríguez (2021).

CAPITULO III

MARCO METODOLOGICO:

El marco metodológico permite establecer el conjunto de actividades; pertinentes al abordaje de la realidad objeto de la investigación, a través de la especificación de procedimientos y técnicas que garanticen su validez científica, de manera que el estudio se adecue al problema y objetivos planteados. En tal sentido, a continuación, se definen el tipo de investigación, su diseño, la población y muestra objeto de estudio, las técnicas e instrumentos de recolección de datos, así como la metodología y procedimiento de la investigación

Lucero (2010) sostiene que el marco metodológico:

Es el conjunto de acciones destinadas a describir y analizar el fondo del problema planteado, a través de procedimientos específicos que incluye las técnicas de indagación y recolección de datos, determinando el cómo se realizará el estudio, la población que formará parte de la muestra que será seleccionada (p.60).

3.1. Diseño de la Investigación:

SEGÚN FIDIAS G. ARIAS (2006) El diseño de investigación es la estrategia que adopta el investigador para responder al problema planteado. La misma es clasificada en documental, de campo y experimental. De este modo, el presente trabajo de investigación fue realizado dentro de un diseño de investigación de campo, en donde se obtuvieron los datos dentro del contexto de la realidad sin promover influencia alguna para modificar las variables descritas.

3.2. Tipo de Investigación:

LA PRESENTE INVESTIGACIÓN estuvo enmarcada en un estudio de tipo descriptivo.

Según Tamayo, M (1998) acota que la investigación descriptiva "trata de obtener información acerca del fenómeno o proceso de describir su aplicación estando dirigida a aclarar una visión de cómo operar y cuáles son sus características", (Pág. 89). Este tipo de estudio se adapta a la investigación ya que se pretende evaluar Medidas de Bioseguridad que maneja el profesional de salud dentro del área de emergencia de o del Hospital "Dr. José María Carabaño Tosta".

El presente estudio será de enfoque Cuantitativo de tipo Descriptivo. El método descriptivo servirá para identificar, en el personal médico, la utilización de las medidas de bioseguridad y el método transversal se aplicará mediante la recolección de información realizada en un solo corte de tiempo en un periodo de 3 meses, lo cual permitirá responder al problema en investigación.

3.3. Nivel de investigación:

LA PRESENTE INVESTIGACIÓN no experimental, es una investigación descriptiva que busca establecer un mayor grado de estructuración se debe a que se va más allá de la descripción de conceptos o fenómenos, es decir buscamos establecer las relaciones entre variables; que estarán dirigidos a responder a las causas de los eventos o sucesos

3.4. Área de Estudio:

EL ESTUDIO SE REALIZARÁ en el área de Emergencia de Adultos del Hospital "Dr. José María Carabaño Tosta",, ubicado en la ciudad de

Maracay[1],[2]Venezuela[3].[4], adscrito al Instituto Venezolano de los Seguros Sociales,[5] ubicado en la ciudad de Maracay[6].[7]

3.5. Población y Muestra:

UNA VEZ DEFINIDO EL tipo y diseño de la investigación, se describe a continuación la población o universo objeto de este estudio. Según lo señala Balestrini (1997) por población se entiende "un conjunto finito o infinito de personas, cosas o elementos que presentan características comunes y para el cual serán validadas las conclusiones obtenidas en la investigación" (p. 137), es decir, la población está constituida por el conjunto de entes en los cuales se va a estudiar el evento, y que además comparten características comunes. En la presente investigación la población está constituida por todo el personal de salud, es decir, médicos, enfermeras, camilleros y camareras que laboran en el área de emergencia del Hospital "Dr. José María Carabaño Tosta"

De la misma forma Fidias G. Arias define la muestra como un subconjunto representativo y finito que se extrae de la población accesible. En este caso como población se contó con cien (100) profesionales de salud que laboran en el área de

Emergencia de Adultos del Hospital "Dr Jose María Carabaño Tosta", ya que es el personal que está íntimamente relacionado con el desarrollo de esta investigación, el tipo de muestreo aplicado es el no probabilístico de tipo intencional, ya que los elementos seleccionados cumplen con una serie de requisitos que pide dicho estudio

---

1. https://es.wikipedia.org/wiki/Maracay

2. https://es.wikipedia.org/wiki/Maracay

3. https://es.wikipedia.org/wiki/Venezuela

4. https://es.wikipedia.org/wiki/Venezuela

5. https://es.wikipedia.org/wiki/Instituto_Venezolano_de_los_Seguros_Sociales

6. https://es.wikipedia.org/wiki/Maracay

7. https://es.wikipedia.org/wiki/Maracay

La muestra de estudio estuvo conformada por el personal de salud, 31 médicos, 19 enfermeras de ambos sexos, en un total de 50, el cual prestan servicio en el de Emergencia de Adulto del Hospital "Dr. José María Carabaño Tosta.

. **Cuadro 2.**

Distribución de la Población

Médicos Enfermeras

31   19

Total.. 50

Fuente: *Chiurillo, Reyes y Rodríguez (2019)*

3.6. Técnicas e Instrumentos de Recolección de Datos:

SEGÚN HURTADO (2008), las técnicas tienen que ver con los procedimientos utilizado para la recolección de datos, es decir el cómo estas pueden ser de revisión documental. (p. 153). Además, según el mismo autor (2006), la selección de técnicas e instrumentos de recolección de datos implica determinar por cuáles medios o procedimientos el investigador obtendrá la información necesaria para alcanzar los objetivos de la investigación. (p.164).

Las técnicas de recolección de datos utilizados en este proyecto fueron: la encuesta y la observación directa del personal de salud investigado, mediante una lista de medidas de bioseguridad que existen en el Hospital "Dr. José María Carabaño Tosta" del Estado Aragua y el cuestionario de conocimiento de medidas de bioseguridad construido en base de la revisión bibliográfica.

También para Hurtado (2008), representa la herramienta con la cual se va a recoger, filtrar y codificar la información, es decir el con qué. Los instrumentos pueden estar ya elaborados e incluso normalizados. (p.153)

3.7. Técnicas de Procesamiento y Análisis de Datos:

UNA VEZ RECOPILADOS y organizados los datos de manera lógica y coherente, se presentaron los mismos en tablas y gráficas respectivamente permitiendo su ordenamiento y posterior análisis, para presentarlos de manera clara, precisa y en forma porcentual.

De la aplicación de la entrevista y encuesta se efectuó la elaboración de cuadros comparativos y estadísticos por medio del empleo de gráficas, ya sean de barras, tortas, curvas o porcentuales, para así poder determinar el análisis de los resultados que respondieron a las interrogantes planteadas en la investigación. Asimismo, en el procesamiento de la información, se utilizó el paquete estadístico de Windows XP en español, se utilizó la estadística descriptiva de frecuencias y porcentajes para el análisis univariado y bivariado.

3.8. Validez y Confiabilidad de los Instrumentos

PARA MUNICH Y ÁNGELES (1998), toda investigación debe cumplir con dos reglas básicas para que la información obtenida sea válida y los datos recolectados puedan ser comparados, estas reglas son: validez y confiabilidad.

Según Hernández (1998), la validez se refiere al grado en que un instrumento de recolección de datos mide la variable que pretende medir, y la confiabilidad se refiere al grado en que la aplicación repetida de un instrumento de recolección de datos al mismo sujeto u objeto produce similares resultados.

La validez y confiabilidad del estudio planteado viene dada por la opinión y análisis de expertos en la materia, quienes dictaminaron si los instrumentos aplicados fueron diseñados con el rigor científico pertinente para obtener los resultados ajustados a lo que persigue la investigación. En este sentido, los instrumentos fueron validados por tres (3) expertos, a saber: un experto en metodología e investigación, un experto en estadísticas, y un experto en el área de contenido.

A cada experto se le envió una comunicación, un dossier del instrumento, los objetivos y su categorización y una tabla de calificación cualitativa para el instrumento. Dicha escala fue diseñada con las siguientes opciones: Excelente, Bueno, Regular y Malo.

El experto en metodología e investigación dictaminó que los datos contenidos en los instrumentos eran pertinentes para el caso de estudio. El experto en estadísticas determinó la validez y confiabilidad del instrumento y finalmente el experto en contenido determinó que los elementos contenidos en el instrumento eran pertinentes para obtener la información suficiente que contribuyo al desarrollo de la investigación.

CAPÍTULO IV

● ● ● ●

4.1. ANÁLISIS DE LA INVESTIGACION DISCUSIÓN DE LOS RESULTADOS

EL TRABAJO QUE SE PRESENTA a continuación se trata de una investigación realizada en el Servicio de Emergencia de Adultos del Hospital "Dr. José María Carabaño Tosta, ubicada en Maracay estado Aragua, por parte de un grupo de tres (3) estudiantes de

Medicina de la Universidad Nacional Experimental de los Llanos Centrales "Rómulo

Gallegos" área de Ciencias de la Salud, Programa de Medicina "Dr. José Francisco Torrealba". Se toma como muestra de la población en estudio a cincuenta (50) profesionales de la salud que desempeña su función en el área de Emergencia de Adultos en el Hospital antes mencionado. El mismo está basado en evaluar el manejo de las medidas de bioseguridad aplicada en dicha institución.

TABLA NO 3. Aplicación de las Medidas de Bioseguridad en el área de

¿EMERGENCIA DE ADULTOS del Hospital "Dr. José María Carabaño Tosta?

Alternativa Frecuencia Porcentajes
Aplican 32 64% No Aplican 18 36%

Total. 50 100%

FUENTE: *Instrumento aplicado por Chiurillo, Reyes y Rodríguez al personal de salud del Hospital Dr. Carabaño Tosta 2021.*

GRAFICO No 1 MEDIDAS DE BIOSEGURIDAD

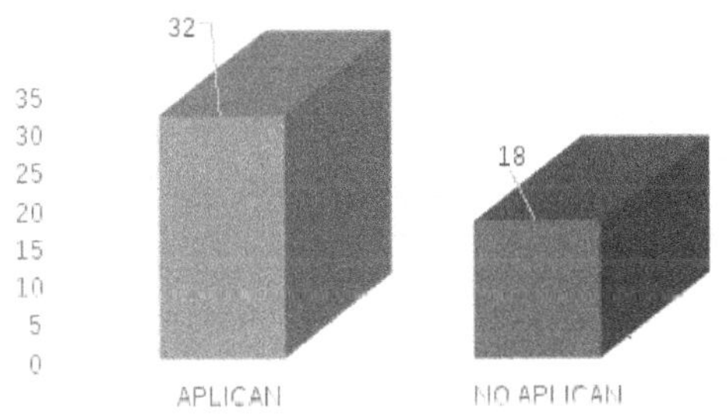

FUENTE: Encuesta y la observación directa.
ELABORADO POR: *Chiurillo, Reyes y Rodríguez.*

. . . .

ANÁLISIS DE LOS RESULTADOS:

EN LA TABLA N°1Y GRAFICO N° 1 se ha obtenido la información sobre la aplicación de las medidas de bioseguridad en el área de emergencia del Hospital Dr. José María Carabaño Tosta; los resultados de la observación arrojan que la gran mayoría aplica de manera regular las medidas de bioseguridad, es 64% (32); mientras que el personal de salud que no aplican las medidas de bioseguridad es del orden del 36%(18). Ellos evidencian que si bien las personas que laboran en el área de emergencia del hospital en estudio aplican las medidas de bioseguridad, lo hacen de manera regular, se hace necesaria y urgente una capacitación con el afán de lograr un alto nivel de aplicación de la bioseguridad en todos los servicios que brinda.

TABLA No. 4 Identificación el Nivel de Conocimiento sobre las Medidas de Bioseguridad que posee el personal de salud que labora en área de Emergencia del Hospital Dr. José María Carabaño Tosta

Alternativa	Frecuencia	Porcentajes
ALTO	16	32%
Medio	28	56%
Bajo	6	12%
Total.	**50**	**100%**

FUENTE: *Fuente: Instrumento aplicado por* Chiurillo, Reyes y Rodríguez *al personal de salud del Hospital Dr. Carabaño Tosta 2019*

GRAFICO NO. 2 NIVEL DE CONOCIMIENTO

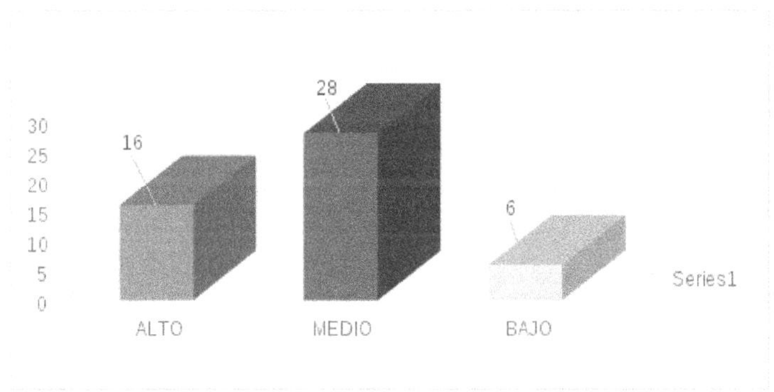

FUENTE: *Fuente: Instrumento aplicado por Chiurillo, Reyes y Rodríguez al personal de salud del Hospital Dr. Carabaño Tosta 2019*

ANÁLISIS DE LOS RESULTADOS

EL NIVEL DE CONOCIMIENTO sobre bioseguridad del personal de salud es, en la mayoría de los casos de medio (56 %) a bajo (12 %), lo que es alarmante, ya que la población comprendida en el estudio labora en el área de emergencia del Hospital IVSS "José María Carabaño Tosta.

TABLA NO. 5 Factores de Riesgos a los cuales están expuestos los Profesionales de Salud en área de Emergencia de Adulto del Hospital Dr. "José María Carabaño Tosta.

<u>Alternativa Frecuencia Porcentajes</u>
Presente 38 76%
Ausente 12 24%

Total. 50 100%

FUENTE: *Instrumento aplicado por Chiurillo, Reyes y Rodríguez al personal de salud del Hospital Dr. Carabaño Tosta 2021* **Gráfico No. 3 Factores de Riesgo.**

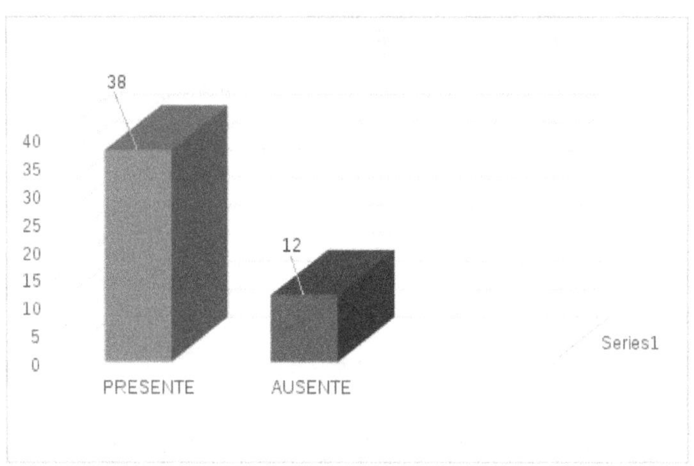

Fuente: *Fuente: Instrumento aplicado por Chiurillo, Reyes y Rodríguez al personal de salud del Hospital Dr. Carabaño Tosta* Carabaño Tosta (2021)

ANÁLISIS DE LOS RESULTADOS:

EN EL GRÁFICO N° 3 Los factores de riesgos ocupacionales al que está expuesto el profesional de salud en el servicio de emergencia del Hospital Dr. "José María Carabaño Tosta son en un 76% (38) están presentes y 24% (12) están ausentes.

Gráfico No. 4 Factores de Riesgo del Profesional de Salud en el Servicio de Emergencia del Hospital Dr. José María Carabaño Tosta del estado Aragua.

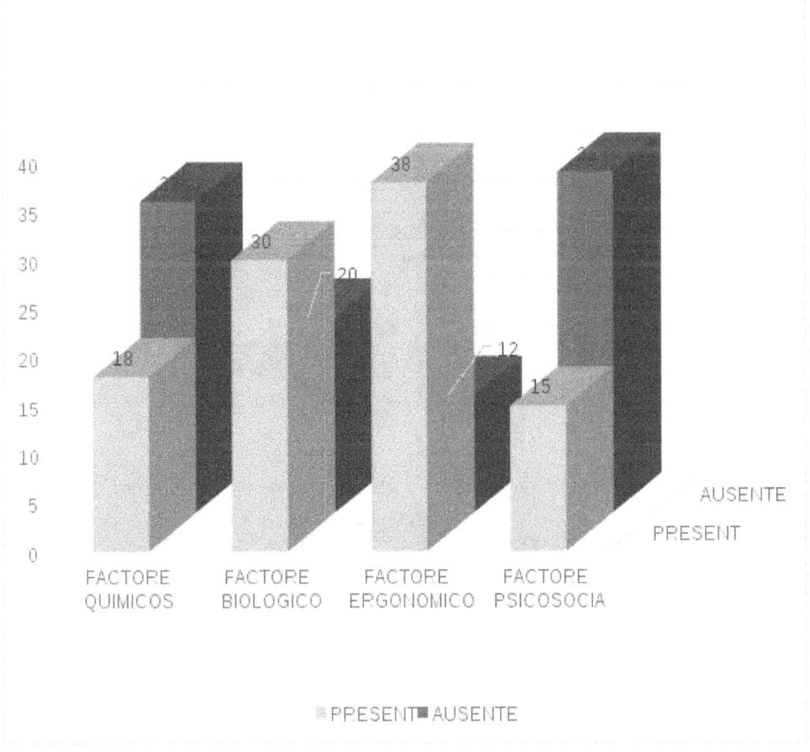

Fuente: *Instrumento aplicado por* **Chiurillo, Reyes y Rodríguez** *al personal de salud del Hospital Dr. Carabaño Tosta.*

ANÁLISIS DE LOS RESULTADOS

EN EL GRÁFICO N° 4 los factores de riesgo químico (36%), biológico (60%), ergonómico (76%) y Psicosocial (30%) está expuesto el profesional de salud en el servicio de emergencia de adulto del Hospital Dr. José María Carabaño Tosta del Estado Aragua.

GRÁFICO 5 Aplicación de Barreras de Protección y Manejo adecuado de Residuos

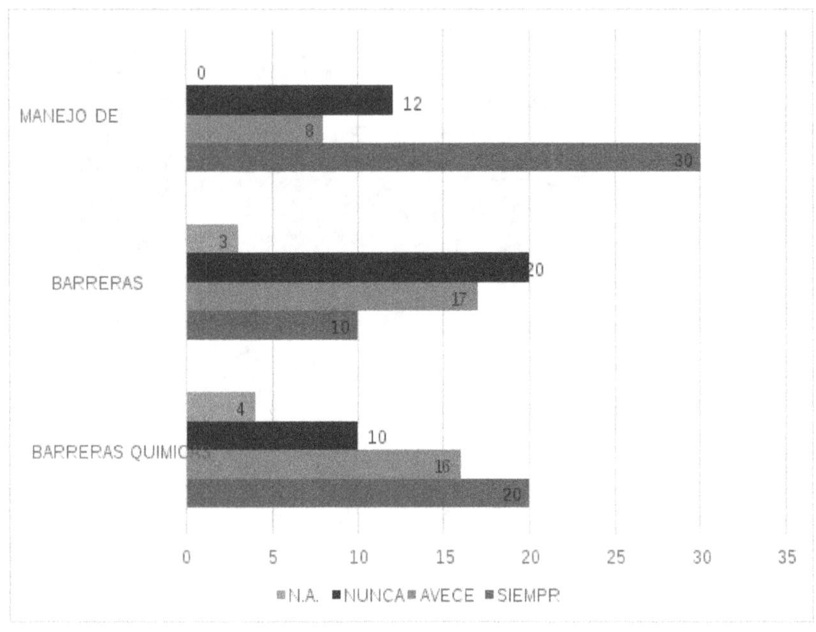

Fuente: *Instrumento aplicado por* **Chiurillo, Reyes y Rodríguez** *al personal de salud del Hospital Dr. Carabaño Tosta*

ANÁLISIS DE LOS RESULTADOS:

El grafico No. 5, se puede argumentar sobre el uso de barreras que se logró constatar que un 20% siempre usan barreras físicas, a veces un 34% y un 40% nunca; considerando que no fue aplicable el instrumento en un 6 %. De igual manera se aplican las barreras químicas siempre en un 40%, a veces en un 32% y nunca en un 20%. En cuanto al manejo de desechos se observa el grafico que es el que más se aplica siempre con un 60% y un 16% a veces, al igual que nunca aplican un manejo adecuado un 34%.

DISCUSIÓN:

EL TRABAJADOR DE SALUD debe desempeñar un rol importante en el cumplimiento de las medidas de bioseguridad, donde no basta únicamente tener conocimiento, sino además se requiere de aptitudes que permitan la aplicación de estas medidas para contribuir en el control de los accidentes laborales en salud y disminuir las incidencias de enfermedades infecciosas que afectan a la población, a la comunidad y a los trabajadores de salud

Es importante señalar, que el servicio de emergencia de Adultos del Hospital

"Dr. José María Carabaño Tosta dispone de medidas de bioseguridad que están destinadas a reducir el riesgo de transmisión de microorganismos de fuentes, reconocidas o no, de infección en servicios de salud vinculadas a accidentes por exposición a sangre y fluidos corporales. Por ello es necesario tener conocimiento y poner en práctica todo lo dispuesto en relación a las medidas de bioseguridad, en la mejora de la comunicación e información, especialmente durante las transferencias del paciente, en la prevención de riesgos específicos y sobre todo, en crear un clima y una cultura en seguridad del paciente en este centro hospitalario ya que, el área de emergencia, es la puerta de entrada al sistema sanitario el cual constituyen, a la vez, un servicio receptor de pacientes y un servicio proveedor de los mismos a otros niveles asistenciales, ya que desde los servicios de emergencia, los pacientes son ingresados, derivados a atención primaria o a atención especializada.

Por lo expuesto, en los resultados obtenidos en la tabla No 3 y gráfico No 1 se refiere a la aplicación de medidas de bioseguridad, se determinó que el personal de salud del área de emergencia de adulto del Hospital "Dr. José María Carabaño Tosta "si aplica las medidas de bioseguridad según los lineamientos técnicos descritos, coincidiendo con el trabajo de Pérez Acosta Rosario (2012), que hace referencia a la determinación de las medidas de bioseguridad que aplica el personal de salud en el área de quirófano en la Clínica San Miguel Arcángel San Juan de Lurigancho de que existe un proceso de trabajo seguro, aunque existe un porcentaje que no aplica las medidas de bioseguridad y que puede exponer gravemente al personal de enfermería a riesgos laborales que se pueden minimizar con el uso correcto de las medidas de bioseguridad.

Los resultados de la presente investigación fueron los siguientes: arrojan que la gran mayoría aplica de manera regular las medidas de bioseguridad, es 64% (32); mientras que el personal de salud que no aplican las medidas de bioseguridad es del orden del 36%(18). Ellos evidencian que, si bien las personas que laboran en el área de emergencia del hospital en estudio aplican las medidas de bioseguridad, lo hacen de manera regular, se hace necesaria y urgente una capacitación con el afán de lograr un alto nivel de aplicación de la bioseguridad en todos los servicios que brinda.

Con respecto a los resultados obtenidos en la tabla No 4 y gráfico No 2, El nivel de conocimientos del personal de salud (medio a bajo) representa una situación alarmante porque es el grupo que se encuentra más propenso a adquirir infecciones, e igual, pueden ser transmisores de dichas infecciones, lo que conlleva a un posible aumento de los episodio de esta situación. Contribuyendo lo anterior a que el personal de salud evaluado del área de Emergencia de Adultos del Hospital "Dr. José María Carabaño Tosta presente en general tiene un conocimiento alto 32%, predominando en ellas el conocimiento medio equivalente a un 56%. Destacando que las principales falencias en la población estudiada se encuentran en los conocimientos existentes conforme a la definición propiamente de bioseguridad hospitalaria. Estos resultados son contradictorios al estudio realizado por Palma N; (2016) realizó una investigación titulada "Nivel de conocimiento y aplicación de las medidas de bioseguridad del personal de enfermería en el servicio de Emergencia y la Unidad de Trauma Shock del Hospital Víctor Ramos Guardia –Huaraz", en la cual concluye que existe un alto nivel de conocimiento del personal de enfermería aplicando las medidas de bioseguridad, pero una deficiente aplicación de las medidas de bioseguridad en el servicio de emergencia y unidad de trauma shock en el cual se indica que el 100% de la población de estudio tiene un nivel de conocimientos bueno sobre bioseguridad hospitalaria.

Por lo tanto, el personal de salud exige una mayor capacitación, reforzando los conocimientos de bioseguridad para todo procedimiento que se realice. Por tal motivo, las medidas de bioseguridad que se tomen serán más estrictas cuanto más peligrosos sean los gérmenes que se manejan en el área de trabajo.

En lo que se refiere a la tabla 5, factores de Riesgos a los cuales están expuestos los Profesionales de Salud en área de Emergencia de Adultos del Hospital Dr. "José María Carabaño Tosta son: químicos, biológicos, ergonómicos y psicosociales y es importante destacar, que la mayoría de los ambientes de trabajo hospitalarios, carecen de las condiciones para llevar a cabo sus labores de una manera idónea, y de esta forma evitar condiciones riesgosas que puedan influir negativamente en su salud, a pesar que existen normas como las de bioseguridad y medidas de protección planteadas para ser aplicadas. En relación a los resultados hallados los riesgos son inminentes, tal como lo sostiene la Organización Panamericana de la Salud, que sentencia que el profesional de la salud siempre en todo momento presenta riesgo ocupacional ya sea de diferente tipo, pero siempre está presente. El estudio concuerda con Vásquez, Milano y Lara., en Venezuela (2009), realizó un estudio denominado "Riesgos ocupacionales del profesional de enfermería en el Hospital Central de Maracay, en que el profesional de enfermería está expuesta a riesgos ocupacionales: el ruido, como riesgo físicos, entre ellos el llanto de los niños hospitalizados, en un

70%, el alcohol, como riesgo químico, un 95,6 % la sangre como riesgos biológicos, en un 91%, las posturas corporales como riesgo ergonómicos, en un 84,4%, el estrés permanente como riesgo psicosocial. En el presente trabajo se realizó una evaluación y los resultados fueron los siguientes: los factores de riesgo químico (36%), biológico (60%), ergonómico (76%) y Psicosocial (30%).

Haciendo un análisis exhaustivo, se puede decir, que el profesional de salud, desde el punto de vista epidemiológico se le puede considerar como un grupo vulnerables frente a los riesgos de su labor, hecho que se agrava muchas veces por la ausencia de cobertura específica en materia de salud laboral y por la carencia o no implementación de estándares de prevención a la exposición a riesgos que algunas veces podrían resultar fatales.

El servicio de emergencia es un departamento de atención inmediata o sección de un hospital que ofrece un tratamiento inicial a pacientes con un amplio espectro de enfermedades y lesiones, algunas de las cuales pueden ser potencialmente mortales y requieren atención rápida , debido a ello el profesional de salud que labora en dichas áreas necesita usar medidas de bioseguridad para protegerse y evitar tener algún contagio directo y por ende adquirir una enfermedad por microorganismos patógenos, en este Servicio la exposición es de alta contaminación la cual se puede transmitir por manipulación de materiales biocontaminados o por un mal uso de barreras protectoras.

En el Emergencia de Adultos del Hospital Dr. "José María Carabaño Tosta se pudo observar que el mismo cuenta con un Servicio de Emergencia amplio y dividido por cada área de trabajo, para emergencias médicas, quirúrgicas y pediátricas, contando también con un área de shock trauma, ante lo observado se pudo apreciar que varios profesionales de salud en su mayoría tienen los conocimientos sobre las medidas de protección para la exposición de materiales contaminados o fluidos corporales de los pacientes, pero en algunas ocasiones no los llegan a aplicar, siendo este un factor causal de poder ellos mismos contraer alguna infección o enfermedad dentro del área de trabajo.

El nivel de riesgo biológico relacionado con los accidentes laborales no sólo es un problema que afecta a nivel nacional los cual se constató en el estudio realizado en el Hospital Central de Maracay expuesto por Vásquez, Milano y Lara., en Venezuela (2009), en el cual los resultados obtenidos para respuesta oportuna y eficaz ante accidentes con que el profesional de enfermería está expuesta a riesgos ocupacionales: el ruido, como riesgo físicos, entre ellos el llanto de los niños hospitalizados, en un 70%, el alcohol, como riesgo químico, un 95,6 % la sangre como riesgos biológicos, en un 91%, las posturas corporales como riesgo ergonómicos, en un 84,4%, el estrés permanente como riesgo psicosocial.

CAPÍTULO V

CONCLUSIONES Y RECOMENDACIONES:

1.-En cuanto a las medidas de bioseguridad que aplica el personal de salud en el área de emergencia de Adultos del Hospital "Dr. José María Carabaño Tosta", se observa que mayor porcentaje aplican las medidas adecuadamente, pero también hay un porcentaje considerable que no las aplican, siendo esto una situación preocupante ya que la Bioseguridad en un servicio crítico como lo es el área del quirófano se debe cumplir en un 100%, puesto que es importante para la seguridad del paciente como del personal de salud.

2.- En cuanto a las medidas de bioseguridad en el uso de barreras de protección que aplica el personal de salud en el área emergencia de adulto del Hospital Dr. "José María Carabaño Tosta; se puede evidenciar que el mayor porcentaje las aplica, por ser un conjunto de medidas preventivas que tienen como objeto proteger la salud y seguridad personal de los profesionales de salud y pacientes frente a los diferentes riesgos producidos por agentes biológicos, físicos, químicos y mecánicos. Estas normas indican cómo hacer para cometer menos errores y sufrir pocos accidentes y, si ellos ocurren, cómo deben minimizar sus consecuencias.

Bioseguridad debe entenderse como una doctrina de comportamiento encaminada a lograr actitudes y conductas que disminuyan el riesgo del trabajador de la salud de adquirir infecciones en el medio laboral. Compromete también a todas aquellas otras personas que se encuentran en el ambiente asistencial, este ambiente debe estar diseñado en el marco de una estrategia de disminución de riesgos

3- Los factores de riesgos ocupacionales se encuentran presentes en el servicio de emergencia del Hospital Dr. José María Carabaño

Tosta del estado Aragua estos son los riesgos biológicos y ergonómicos, químico, y psicosocial. Son en mayor porcentaje los factores de riesgos biológicos y ergonómicos al que está expuesto el profesional de salud en el servicio de emergencia del Hospital Dr. José María Carabaño Tosta del estado Aragua sin embargo hay un porcentaje considerable expresa que está ausente el riesgo químico y psicosocial.

4.-El conocimiento en normas de Bioseguridad es regular, presentando un riesgo de transmisión de microorganismos de fuentes que no son reconocidas por el personal de salud del área de Emergencia de Adultos del Hospital "Dr. José María Carabaño Tosta". Esta situación aumenta considerablemente la predisposición a infecciones y accidentes laborales. El nivel educativo que caracteriza al personal exige conocer a satisfacción las normas de Bioseguridad que deben utilizar.

5.- El conocimiento regular que manifiesta tener el personal de salud sobre las normas de bioseguridad no se demuestra en la práctica clínica. Se observan importantes deficiencias en las prácticas de bioseguridad que hace el personal, detectando una falta de integración e inadecuada correlación de la teoría a la práctica, demostrando que no se hace aplicación del protocolo y manual de Bioseguridad implementado por la Institución, generando así no solo riesgos para el personal de salud que labora en dicha área, sino también para los pacientes de la institución, ya que se exponen a sufrir cualquier tipo de enfermedad infectocontagiosa, debido a la poca importancia que se da al cumplimiento de estas normas.

6.- A través del presente estudio se pudo identificar que las principales medidas de bioseguridad, como métodos de barrera, no están siendo aplicadas correctamente por el personal de salud de la institución, restándole importancia a los riesgos a los que se encuentran expuestos, inducidos por la confianza en los procedimientos asistenciales diarios, que les proporciona el tiempo laborado.

7.-Según el estudio empleado se pudo apreciar que los profesionales de salud en su quehacer diario a pesar de tener los conocimientos de las medidas de bioseguridad, al momento de realizar los procedimientos de salud, no llegan a cumplir con las medidas de barrera en su autocuidado y en la atención hacia el paciente, en su mayoría por falta de materiales para la protección personal.

RECOMENDACIONES:

1.- El Servicio de Emergencia del Hospital Dr. José María Carabaño Tosta del estado Aragua debe diseñar un instrumento o herramienta dirigida al personal de salud sobre los factores de riesgo ocupacional más frecuentes, Capacitaciones continúas sobre los factores riesgos ocupacionales.

2.- Proporcionar de manera continua y permanente equipo de protección personal.

3.-Realizar estudios de tipo cualitativa sobre la aplicación de las medidas de bioseguridad en el personal de salud.

4.- Hay que capacitar a profesional de salud sobre las medidas y factores de bioseguridad ya que la capacitación es una vía importante a través de la cual se desarrollan acciones que permitirían implementar el Programa de Bioseguridad en el Hospital en estudio, una vez que las actividades de capacitación tienen como objetivo elevar los conocimientos del personal en temas de seguridad ocupacional y ejecutar acciones como parte del proceso capacitador. Un buen nivel de conocimiento en el tema de bioseguridad hará que los trabajadores de la salud brinden servicios de manera cómoda, en las condiciones de trabajo adecuadas y con los elementos de seguridad esenciales para brindar una atención médica oportuna y de la mejor calidad.

Referencias Bibliográficas

Armas, E. Ibarra, T y Naranjo, L. (2004) en su trabajo de grado titulado Aplicación de Medidas de Bioseguridad en la Unidad de Emergencia de Adultos del Hospital "Lic. José María Benítez" de la Victoria, Estado Aragua

Arias, F (2006). El proyecto de investigación científica (5ta ed). Caracas, Venezuela: Episteme

Arellano, S.(1980).Elementos de investigación, la investigación a través de su informe.CostaRica:Universidad Estatal a distancia.

Buñay, A; Lema, S; Quezada; M. (2014) **Evaluación del cumplimiento de las normas de bioseguridad en sala de operaciones del Hospital de Especialidades Fuerzas Armadas Nº1, durante el periodo junio a diciembre del 2013.** Tesis no publicada. Universidad Central del Ecuador.

Caicedo, J. Mayora, M y Morón, E (2004) realizaron una investigación titulada **Medidas de Bioseguridad Aplicada por las enfermeras de Banco de Sangre del**

Hospital IVSS "José A. Vargas", la Ovallera Palo Negro

ESCALONA, J. Y FERNÁNDEZ C. (2013) **Medidas de bioseguridad aplicadas por el profesional de enfermería en la unidad de emergencia de adultos de la Clínica Sanatrix. Segundo semestre año 2012.** Trabajo de Grado no publicado. Universidad Central de Venezuela.

García, E; Pérez, C. (2018) **Medidas de bioseguridad, precauciones estándar y sistemas de aislamiento.** Rev. Enferm. IMSS. México.

Laplume, H. (2014) la bioseguridad en nuestro hospital. Revista Nuestro Hospital. Año

1. Vol 2. Argentina.

Lima M. (2004), en su trabajo de grado titulado "Factores que intervienen en la aplicación de medidas de bioseguridad según el profesional de enfermería del

Emergencia de Adultos del Hospital IVSS "Dr. José María Carabaño Tosta del Estado Aragua.

Manual para la implementación del programa de vigilancia epidemiológica para factores de riesgo biológico y la bioseguridad en la universidad del Valle. (2006) Santiago de Cali: documento de trabajo (sección de salud ocupacional) Disponible en: http://www.melillaprevencionrl.com/documents/cont_jor_v/ ries_bio/manual_riesgo[1]_bigico.pdf[2]

Muralles, M. (2017) **Normas de bioseguridad adoptadas en el área de quemaduras.**

Guatemala. Disponible en:

http://www.monografias.com/trabajos10/protoco/Protoco.sthml

Moya, L. (2016) Medidas de bioseguridad que practican los profesionales de enfermería ante riesgos biológicos en la Unidad de Infectología del Hospital Universitario de Caracas, durante el primer trimestre de 2016. Trabajo de Grado no publicado. Universidad Central de Venezuela.

Organización Mundial de la Salud (OMS) (2005). Bioseguridad en Hospitales.

Madrid–España. [Artículo en Línea]. Disponible en: www.unc.edu.ar/.../bioseguridad.../... [Consulta: 2015, junio 12].

Organización Mundial de la Salud (OMS) (2002). Prevención de las Infecciones Nosocomiales. 2da. Edición. Madrid-España. [Documento en Línea].

---

1.   http://www.melillaprevencionrl.com/documents/cont_jor_v/ries_bio/

manual_riesgo%20_bigico.pdf

2.   http://www.melillaprevencionrl.com/documents/cont_jor_v/ries_bio/

manual_riesgo%20_bigico.pdf

Palma N. Nivel de Conocimiento y Aplicación de las Medidas de Bioseguridad del Personal de la Unidad de Trauma Shock del Servicio de Emergencia del Hospital Víctor Ramos Guardia. [Tesis de Posgrado]. Perú: Universidad Autónoma de Ica.

Facultad de Ciencias de la Salud; 2016. [Fecha de acceso 16 de setiembre del 2017].

Panimboza Cabrera (2013). El estudio sobre medidas de bioseguridad que aplica el personal de enfermería durante la estancia hospitalaria del paciente en el "Hospital Dr. José Garcés Rodríguez Salinas de Quito Ecuador

Pérez Acosta Rosario (2012), este trabajo de grado titulado "determinar las medidas de bioseguridad que aplica el personal de salud en el área de quirófano en la Clínica San Miguel Arcángel San Juan de Lurigancho– 2016. Lima – Perú. 2016. Material y Método

Rivera, R; Castillo, G. (2016) **Eficacia de un programa de capacitación en medidas básicas de prevención de infecciones intrahospitalarias.** Rev. Perú. MedExp.

Rojas, E. (2015). Nivel de conocimiento y grado de cumplimiento de las medidas de bioseguridad en el uso de la protección personal aplicados por el personal de enfermería que labora en la estrategia nacional de control y prevención de la tuberculosis de una red de salud -Callao 2015. (Tesis de licenciatura). Lima, Perú: UNMSM

Sánchez, M. (2014) **Prevención de Riesgos del personal de Salud.** Chile. Disponible en: http://www.medwave.cl/enfermeria/julio2014/2.act

Soule, B; Larson, E; Preston, G (2008) Infecciones y Práctica de Enfermería, Prevención y Control. España, Mosby

Soto, V; Olano, E. (2015) **Conocimiento y cumplimiento de medidas de bioseguridad en personal de enfermería.** Lima, Perú.

Tisoc, J. (2016). Nivel de conocimiento en pacientes afectados de tuberculosis en el Centro de Salud María Teresa de Calcuta. Enero -junio 2015. Lima, Perú: Universidad Ricardo Palma.

Torriente, N. (2007). Conocimiento sobre Aspectos de Sexualidad en Adolescentes de una Secundaria Básica de Alamar en el Curso Escolar 2006-2007. (Trabajo de maestría). La Habana, Cuba.

Vásquez, Milano y Lara., en Venezuela (2009), realizó un estudio denominado "Riesgos ocupacionales del profesional de enfermería en el Hospital Central de Maracay, estado Aragua

ANEXOS

94

Anexo A: Instrucciones:

Marque con una (X) la opción que usted considere reúne este instrumento en cada ítem, para cada uno de los aspectos señalados.

Ítems	Tendenciosidad			Claridad			Congruencia			Puntaje	Observaciones
	1	0	-1	1	0	-1	1	0	-1		
01											
02											
03											
04											
05											
06											
07											
08											
09											
10											
11											
12											
13											
14											
15											
16											
17											
18											
19											
20											

Claves: Exc.: Excelente (1) Reg.: Regular (0) Defic.: Deficiente (-1)

Nombre   y   Apellido:

____

C.I.:___________________________________

Firma:___________________________________

Anexo B: Instrumentos INSTRUMENTO DE APLICACIÓN DE LAS MEDIDAS DE BIOSEGURIDADE

ESTIMADO SEÑOR(A), el presente cuestionario solo tiene fines académicos,

SI: _____ NO: _____Marque con X en el casillero que crea conveniente.

Cuestionario:

Ítem	Afirmación	SI NO
1	¿Considera usted que aplica todas las medidas de bioseguridad en el área de emergencia?	
2	¿Utiliza usted de modo correcto las normas de bioseguridad para evitar el contagio por la exposición a agentes infecciosos?	
3	¿Considera usted que aplica correctamente las normas de asepsia y antisepsia en la emergencia de adultos?	
4	¿Existe una inmunización que resguarde los niveles de salud del personal de salud en el área de emergencias?	
5	¿Maneja usted los principios de la universalidad?	
6	¿Considera que usted posee conocimiento sobre bioseguridad de los profesionales de salud en el área de emergencia?	
7	¿Recibió usted capacitación sobre el manejo de residuos antes de empezar a laborar en la emergencia?	
8	¿Conoce usted algún manual de normas y procedimientos sobre las medidas de bioseguridad en el área de emergencia?	
9	¿Considera que usted aplica correctamente los principios de bioseguridad en el área de emergencia?	
10	¿Posee usted conocimientos sobre la aplicación de métodos de protección de barrera?	
12	¿Considera usted existe cumplimiento de normas de bioseguridad para el mantenimiento del área física emergencia?	
	¿Posee usted conciencia sobre la peligrosidad a la exposición de riesgo dentro del área de emergencia?	

. . . .

13	
14	¿Posee usted conocimientos sobre protocolos de actuación en caso de accidente laboral?
15	¿Sabe usted si existe un control de higiene tanto en el personal de salud como en los equipos y pacientes del área de emergencia?
16	¿Conoce usted las técnicas correctas del lavado de manos?
17	¿Considera usted que el lavado de manos constituye una barrera protectora a favor del personal de salud?
18	¿Sabía usted que la bioseguridad es considerada una disciplina para alcanzar actitudes y conductas que aminoren el riesgo del operador en salud de obtener infecciones en el medio laboral?
19	¿Considera usted que los protocolos de seguridad son cumplidos a cabalidad dentro del área de emergencia?

Did you love *Medidas Intrahospitalarias & de Bioseguridad en Hospitales*? Then you should read *Alteraciones endocrinas por adenomas Hipofisiarios*[1] by Bustos, Flores & García!

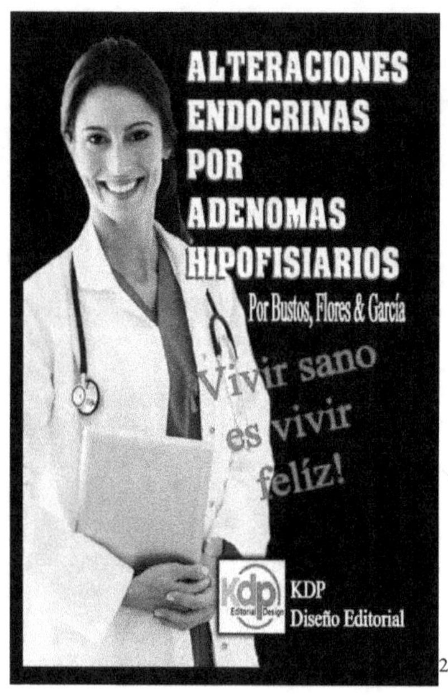

[2]

Los **adenomas hipofisarios** están presentes en hasta un 20% en la población general, siendo principalmente benignos y asintomáticos. El objetivo General de este trabajo de investigación ha sido analizar una *aproximación de las incidencias de las alteraciones endocrinas a causa de adenomas hipofisarios* en los pacientes.

Metodológicamente se realizó un estudio descriptivo. Se recolectaron datos de *historias clínicas con diagnósticos definitivos de adenoma hipofisario.*

Las variables estudiadas fueron demográficas, subtipo de adenoma y alteraciones complicaciones y hallazgo.

---

1. https://books2read.com/u/mK6019

2. https://books2read.com/u/mK6019

APROXIMACIONES A ALTERACIONES ENDOCRINAS A CAUSA DE ADENOMAS HIPOFISIARIOS, ANÁLISIS E INCIDENCIAS, conceptos e instrumentos que, al ser analizados en tablas o gráficos, ayudan a aclarar ciertos trastornos médicos a los jóvenes estudiantes.

Aunque quienes realizaron la investigación, edición y maquetado del material sean profesionales investigadores del área de la salud y de las ciencias sociales y la comunicación, no se atreven a hacer una invitación al estudio directo como fenómeno médico, sino como un recurso de aprendizaje medio y de carácter opcional PARA TI QUE ERES UN ESTUDIANTE MODELO y que serás un gran profesional.

Bustos, Flores & García
¡Disfrutalo!

Also by Chiurillo Elías

Salud y estilo de vida
Medidas Intrahospitalarias & de Bioseguridad en Hospitales

Also by Reyes Aura

Salud y estilo de vida
Medidas Intrahospitalarias & de Bioseguridad en Hospitales

Also by Rodríguez Iris

Salud y estilo de vida
Medidas Intrahospitalarias & de Bioseguridad en Hospitales

About the Publisher